心脏电活动的工程分析及相关技术

主 编 张 虹

编 者 张 虹 郭 萍 林显丰

科 学 出 版 社

北 京

内 容 简 介

　　本书从细胞离子通道到组织和器官的多物理尺度上介绍了心脏电活动产生的机制、数学建模及并行计算的理论和方法。通过列举的定量研究实例介绍了电活动工程分析当中需要掌握的电生理特性及研究手段，以及与模型仿真互为补充和印证的心脏光学标测实验技术。另外，还介绍了离子通道和体表的电活动测量方法及电治疗技术，以使读者全面地了解心脏电活动从微观到宏观的研究方法和相关的研究及治疗手段。

　　本书可供生物医学工程、计算机科学与技术、电气与电子工程、数学与应用数学、基础医学等相关专业的高年级本科生和研究生使用，也可供从事虚拟心脏研究的科研和工程技术人员参考。

图书在版编目（CIP）数据

心脏电活动的工程分析及相关技术 / 张虹主编. —北京：科学出版社，2019.2

ISBN 978-7-03-059928-5

Ⅰ. ①心⋯　Ⅱ. ①张⋯　Ⅲ. ①人体–心脏–电生理学–研究　Ⅳ. ①R331.3

中国版本图书馆 CIP 数据核字（2018）第 271553 号

责任编辑：陈若菲　戚东桂 / 责任校对：张小霞
责任印制：徐晓晨 / 封面设计：龙　岩

科 学 出 版 社 出版
北京东黄城根北街 16 号
邮政编码：100717
http://www.sciencep.com

北京中石油彩色印刷有限责任公司 印刷

科学出版社发行　各地新华书店经销

*

2019 年 2 月第 一 版　　开本：720×1000　1/16
2019 年 2 月第一次印刷　　印张：12 1/2
字数：244 000

定价：80.00 元
（如有印装质量问题，我社负责调换）

前　　言

随着生命科学和计算机技术的快速发展，虚拟技术已逐渐延伸至医学领域。作为最重要的动态器官，虚拟心脏的研究正成为生物医学工程领域中具有挑战性的热点课题。

虚拟心脏是一个基于计算机的"有血、有肉"的心脏，它利用计算机建模并通过人机交互来实现从亚细胞、细胞到组织、器官的各层次结构，各种复杂生理、病理和药理过程的仿真实验，从而帮助人们提高对心脏功能和内在机制的认识。同时还可以提供一种快速、有效且精确的环境来模拟真实心脏的生命活动，从而在辅助临床诊断、治疗和外科手术、加速新药的开发等领域发挥巨大的作用。

虚拟心脏涵盖心脏流体力学、结构力学、心电机械和虚拟组织等多种模型，涉及多个学科和领域，需要大量工程技术人员参与研发。而作为最基本和最重要的生命现象之一，心脏的电活动是虚拟心脏构建中最重要的一个环节。基于细胞离子通道的心脏电生理活动的建模和仿真，不仅有助于建立虚拟心脏，而且在心律失常发生机制和药物作用的研究，以及心电诊断和治疗方法的改善等方面也可以发挥积极的作用。但是，心脏的电活动在生理和病理条件下往往表现出多样性和复杂性，从事该方面研究的工程技术人员不仅需要具备不同工程学科间的交叉知识，而且需要掌握大量的生物医学，尤其是电生理学方面的理论和技术。

本书以心脏的电活动为主要研究对象，从亚细胞的离子通道至器官的多物理尺度，系统性地总结并介绍了心脏定量电生理研究中涉及的一些基本概念、理论和技术方法，电生理模型的种类、构成和数值解算，以及一些重要的电生理知识、电生理特性及测量方法，以期帮助涉足虚拟心脏建模和定量电生理研究领域的读者能够快速入门，尽快上手。另外，本书还详细地介绍了模型解算的加速运算技术及其在求解模型时的编程和效率评价方法，以及同仿真研究互为补充和印证的光学标测实验技术与临床上常用的电治疗技术，使读者能够更加全面地了解心脏电活动从微观到宏观的研究和治疗方法及多种技术手段，了解其中可能涉及的主要问题。

本书的部分工作得到了国家自然科学基金（81271661）和陕西省自然科学基金（2016JM8069）的资助。在此对最初研究工作的发起和组织者黄诒焯教授和张镇西教授表示衷心的感谢，同时对课题组杨琳教授、金印彬和杨昭等老师在研究中的贡献一并表示衷心的感谢。

限于时间和水平，书中不足之处恳请读者批评指正。

编　者

2018 年 6 月于西安交通大学

目　　录

第1章 心脏的生物电活动基础

1.1 心脏的解剖结构和功能

心脏是脊椎动物最重要的一个身体器官，是循环系统的动力来源。其主要的功能是通过自身节律性的收缩和舒张活动推动血液循环，为器官和组织提供氧和各种营养物质，如水、无机盐、葡萄糖、蛋白质、各种水溶性维生素等，同时带走二氧化碳、尿素和尿酸等细胞代谢的最终产物，使细胞能够维持正常的功能。

如图 1.1.1 所示，心脏是一个中空的肌性器官，内部分为 4 个腔，上部为左心房和右心房，下部为左心室和右心室[1]。心房与心房间、心室与心室间分别由房间隔和室间隔分隔，因此互不相通。心房与心室之间则通过瓣膜分隔，如右心房和右心室间通过三尖瓣、左心房和左心室间通过二尖瓣的作用使血液只能由心房流入心室，而不能倒流。在心脏周期性的舒缩过程中，瓣膜有序开闭，产生心音。

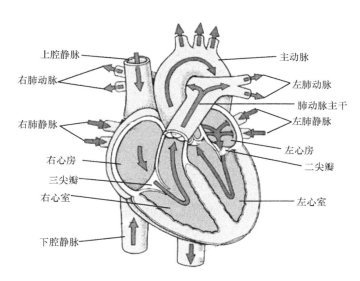

图 1.1.1 心脏的解剖结构及血流示意图

4 个腔室分别与不同的血管相通，左心房连通肺静脉，右心房连通上、下腔静脉，左心室与主动脉连通，右心室与肺动脉连通。因此，左半心主要分布的是动脉血，右半心主要为静脉血。根据血液流动路径的不同，血液循环分为体循环和肺循环。体循环时经过氧合的血液由左心室进入主动脉，之后流经身体的各级动脉、毛细血管、各级静脉，最后由上、下腔静脉流回右心房，可见体循环将动脉血变成了含氧低的静脉血。肺循环时血液经过右心室流入肺动脉，经肺部的毛细血管网获得充足的氧分后再由肺静脉流回左心房，可见肺循环将血液由静脉血变成了动脉血。

　　因此，心脏由左、右两个心泵组成，右心将血液泵入肺循环，左心将血液泵入体循环。心房收缩力较弱，帮助血液由心房流入心室，起初级泵作用；心室收缩力较强，是心脏泵血的主要动力源。由于左心室负责将血液输送到全身各个器官，需要的动力大，因此在心脏的四个腔室中左心室的心壁最厚。另外，心脏表面也分布有不少的冠状动脉，这使心脏本身也可得到充分的氧分供给。

　　心脏一次收缩（systole）和舒张（diastole）构成的一个机械活动周期称为心动周期（cardiac cycle）。心动周期持续时间与心率有关。通常将每分钟心脏搏动的次数称为心率（heart rate，HR）。正常成年人安静状态下的心率为 60～100 次/分。临床上将安静时心率超过 100 次/分称为心动过速（tachycardia），安静时心率低于 60 次/分称为心动过缓（bradycardia）。

　　综上所述，心脏主要起到一个泵血的作用，通过其有序、有节律地收缩与舒张，不断将心脏中的血液压出，同时将静脉中的血液纳入心脏。心脏的这种节律性收缩和舒张是由心肌细胞的自发性节律兴奋触发的，细胞的生物电活动是其心动周期产生的重要前提。

1.2　心肌细胞电活动的产生

　　人体及生物活细胞在安静时和活动时都存在电活动，这种电活动称为生物电现象（bioelectricity）。细胞生物电主要表现为静息电位、动作电位和局部电位等形式，由带电离子在细胞膜两侧跨膜移动而产生[2]。

1.2.1　细胞膜的结构和离子通道

　　与其他类型的细胞相似，心肌细胞由细胞膜和内部的核糖体、内质网、线粒体等物质组成。细胞膜又称质膜（plasma membrane），是包围在细胞质外面的一层生物膜。细胞膜构成细胞的屏障，将细胞内的物质和外界环境分隔，使细胞具有相对稳定的内环境。如图 1.2.1 所示，磷脂双分子层和嵌入其中的蛋白质是构成细胞膜的主要成分。细胞膜有多种生理功能，如物质交换、细胞识别、分泌、排泄、免疫等。其中，与周围环境进行物质交换是细胞膜的重要生理功能。活细胞要想不停地进行新陈代谢，必须不断地与周围环境进行物质交换，而物质交换必然要通过细胞膜来完成。

细胞外

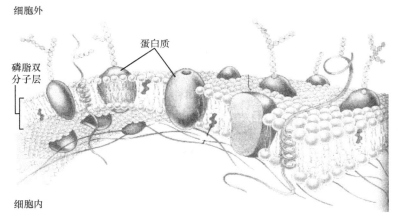

磷脂双分子层

蛋白质

细胞内

图 1.2.1　细胞膜结构示意图

　　细胞膜两侧存在的一些脂溶性物质,如苯、醇及氧气、二氧化碳、氮气等主要借助简单扩散（simple diffusion）的方式完成物质的运输。这些物质从高浓度向低浓度通过膜脂双层,不需要消耗细胞本身的代谢能,也无须专一的膜蛋白分子协助。

　　此外,细胞膜内外还存在众多的带电离子,如图 1.2.2 所示,细胞外的正离子主要为 Na^+ 和 Ca^{2+},负离子主要是 Cl^-。细胞内的正离子主要是 K^+。这些离子尽管在膜的两侧有浓度差,但需借助细胞膜上由蛋白质围成的离子通道（ion channel）才能迅速穿膜转运。离子通道由镶嵌在膜上的跨膜蛋白质构成,其中心具

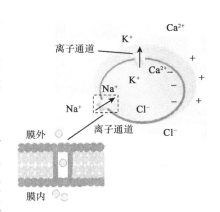

图 1.2.2　细胞膜内外离子分布及离子通道示意图

有亲水性的微孔道,对离子具有高度的亲和力,可选择性地允许适当电荷的离子瞬间、大量的通过。

　　离子通道主要有两种类型,即非门控的渗漏通道和门控通道（gated channel）。前者总是开放的,允许某离子顺其浓度梯度进行扩散,后者则具有开关特性,只有在通道打开时才允许离子通过。根据门控（gating）机制,可将门控通道进一步划分为三种类型。

　　（1）电压门控（voltage gated）离子通道,又称电压依赖（voltage dependent）或电压敏感（voltage sensitive）离子通道。这种通道因膜电位的变化而开启和关闭,通常以最容易通过的离子来命名,如 K^+ 通道、Na^+ 通道、Ca^{2+} 通道、Cl^- 通道,各型又可进一步细分为若干个亚型。

（2）配体门控（ligand gated）离子通道，又称化学门控（chemical gated）离子通道。这种通道由递质与通道蛋白质受体分子上的结合位点结合开启，以递质受体命名，如乙酰胆碱受体通道、谷氨酸受体通道、天冬氨酸受体通道等。

（3）机械门控（mechanogated）离子通道，又称机械敏感（mechanosensitive）离子通道。这是一类感受细胞膜表面应力变化，实现胞外机械信号向胞内转导的通道。

离子通道的门控特性对生物功能非常重要。没有离子通道，神经、肌肉、心脏等就无法正常工作。门控通道由关闭状态转为开放的过程称为激活（activation），由开放转为关闭状态的过程称为失活（inactivation）。除具有开放和关闭的特性外，门控通道还具有选择性，即一种通道优先让某离子通过，而另一些离子不容易通过该种通道的特性。例如，Na^+通道开放时，Na^+可通过，而K^+不能通过。

通道开放引起的带电离子跨膜移动可形成跨膜电流，即离子电流。移位的带电离子在膜两侧聚集会造成跨膜电位的改变。

1.2.2 静息膜电位

细胞在静息状态下由于膜两侧的离子呈不均衡分布，膜内的K^+高于膜外，膜内的Na^+、Cl^-和Ca^{2+}低于膜外，于是胞内形成高钾、低钠、低氯和低钙的环境。在安静状态下，细胞膜对K^+通透性大，对Na^+通透性很小，仅为K^+通透性的$1/100\sim$ $1/50$，而对Ca^{2+}和Cl^-几乎没有通透性。而且尽管细胞膜两侧的Ca^{2+}浓度差别很大，但相对于Na^+和K^+而言，Ca^{2+}的浓度非常低。因此，细胞在静息状态下主要的离子流为K^+的外流和极少量的Na^+内流。于是，离子外流导致了正电荷的向外转移，使细胞内的正电荷减少而细胞外正电荷增多，从而形成细胞膜外侧电位高而细胞膜内侧电位低的电位差。但是，K^+外流并不能无限制地进行下去，随着K^+顺浓度梯度方向的外流，它所形成的内负外正的电场力会阻止带正电荷的K^+继续外流。当浓度差形成的促使K^+外流的扩散力与阻止K^+外流的电场力达到平衡时，K^+的净通过量等于零，细胞膜电位将维持在一个稳定的水平。此时，细胞膜内外两侧的电位差称为跨膜静息电位，简称静息电位（resting potential，RP）。如果将测量电极插入细胞内而将参照电极置于细胞外液中，细胞内相对于细胞外则会呈现出负电位。

可见细胞膜两侧带电离子的不对等分布和细胞膜对各离子通透性的不同是形成静息电位的基本原因。细胞膜上钠-钾泵（sodium-potassium pump）的存在造成了细胞膜两侧Na^+和K^+的不对等。钠-钾泵是普遍存在于哺乳动物细胞膜上的一种离子泵，简称钠泵（sodium pump）。钠泵每分解1分子的ATP，可将3个Na^+移出胞外，同时将2个K^+移入胞内。由于细胞膜上钠泵的持续活动，使膜内外的离子分布出现明显差异。例如，对心肌细胞而言，胞质中的K^+浓度约为细胞外液中的30倍，而细胞外液中的Na^+浓度为胞质中的10倍左右。这种浓度的差异是细胞生物电产生的前提。此外，钠泵的活动相当于把一个净正电荷移出胞外，结果使膜内电位的负值增大。因此，钠泵活动在一定程度上也参与了静息电位的形成。

综上所述，静息时细胞膜两侧的离子浓度差和跨膜电位差是离子跨膜扩散的两个驱动力，其代数和称为电化学驱动力（electrochemical driving force）。当电化学驱动力为零时，膜两侧的电位差便稳定下来，此时的跨膜电位称为该离子的平衡电位（equilibrium potential），可用 Nernst 方程式计算：

$$E_X = \frac{RT}{ZF} \log \frac{[X^+]_o}{[X^+]_i}$$

其中，E_X 为待求离子的平衡电位，单位为 mV。R 为摩尔气体常数；T 为绝对温度；F 为法拉第常数，单位为 C/mol；Z 为离子的化合价。$[X^+]_o$ 和 $[X^+]_i$ 分别为膜外和膜内的离子浓度。当哺乳动物的体温为 37℃时，平衡电位可简化为下式：

$$E_X = \frac{61}{Z} \log \frac{[X^+]_o}{[X^+]_i}$$

多数哺乳动物细胞的 K$^+$平衡电位为–100～–90mV，Na$^+$的平衡电位为+50～+70mV。由于 K$^+$电流是静息电位形成的主要原因，因此，细胞的静息电位接近于 K$^+$的平衡电位。

根据静息电位的形成机制，可见影响静息电位水平的因素主要包括以下几方面。

（1）细胞膜外 K$^+$浓度：细胞膜外与细胞膜内 K$^+$浓度的差异决定其平衡电位，因而细胞膜外 K$^+$浓度的改变会显著影响 K$^+$的平衡电位和静息电位。

（2）膜对 K$^+$和 Na$^+$的相对通透性：如果膜对 K$^+$的通透性增强，静息电位将更趋向于 K$^+$的平衡电位 E_K；反之，若对 Na$^+$的通透性增强，静息电位则由于更趋向于 E_{Na} 而呈减小的态势。

（3）钠-钾泵活动的水平：钠泵增强，其生电效应增强，膜内电位的负值加大；相反，钠泵受到抑制时可使静息电位减小。

细胞在静息状态下，膜外电位为正，膜内电位为负的状态称为极化（polarization）。如果膜内外电位差增大，即静息电位的数值向膜内负值加大的方向变化时，称为超极化（hyperpolarization）。相反，如果膜内外电位差减小，即膜内电位向负值减小的方向变化，则称为去极化或除极（depolarization）。如果细胞先发生除极或超极化，然后再向静息时膜内所处的负值恢复，则称为复极化（repolarization）。

1.2.3　动作电位

静息电位时如果给细胞施加一个有效的刺激（stimulus），其膜电位会发生迅速的波动，这种膜电位的波动称为动作电位（action potential，AP）。动作电位的

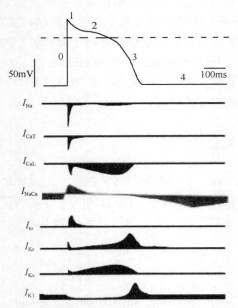

图 1.2.3　心室肌细胞动作电位及部分跨膜电流

I_{Na}，快速 Na^+ 通道电流；I_{CaT}，T 型 Ca^{2+} 通道电流；I_{CaL}，L 型 Ca^{2+} 通道电流；I_{NaCa}，Na^+-Ca^{2+} 交换电流；I_{to}，瞬时外向型 K^+ 电流；I_{Kr}，快激活延迟整流 K^+ 通道电流；I_{Ks}，慢激活延迟整流 K^+ 通道电流；I_{K1}，内向整流 K^+ 电流

产生是离子通过细胞膜上门控的离子通道进行跨膜移动的结果[3]。

图 1.2.3 是一个心室肌细胞的动作电位，历经除极和复极化两个重要的阶段，可细分为 5 个主要的时期。

（1）除极 0 期：细胞兴奋，膜内电位由静息电位值 –90mV 迅速上升到 +40mV 左右。该期为心肌的除极期，构成动作电位的上升支，其正电位部分称为超射（overshot）。电位变化幅度可达 130mV，历时仅 1～2ms，电位上升速率可达 200～400V/s。

心肌细胞电压门控 Na^+ 通道的激活（activated）是动作电位除极期产生的主要原因。Na^+ 通道是一个典型的电压门控通道，在外来刺激的作用下，构成其离子通道的蛋白会呈现不同的构象，表现出不同的功能状态。如图 1.2.4 所示，外来刺激首先引起部分电压门控通道开放和少量 Na^+ 内流，造成细胞膜部分除极；当膜电位由膜内 –90mV 的静息水平除极到膜内约 –70mV 时，由于 Na^+ 通道开放，

Na^+ 顺其浓度梯度和电位梯度由膜外快速进入膜内，产生一个内向的离子电流（箭头所示）。Na^+ 的激活使其通透性增加 500～5000 倍，大大超过了膜对 K^+ 的通透性，因此 Na^+ 的内流超过了 K^+ 的外流，使膜进一步除极，膜内电位向正电性转化。膜

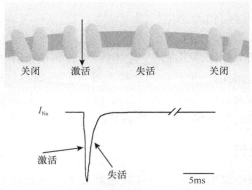

图 1.2.4　Na^+ 通道的不同构象及 Na^+ 电流（I_{Na}）

的极化又促使膜电位的进一步升高和 Na$^+$ 通道开放概率的进一步增大,于是 Na$^+$ 通道就以正反馈的方式被迅速激活而开放,从而形成一个幅度较大的内向型电流。此后,Na$^+$ 通道进入失活(inactivated)状态,电流消失。此时即使再给细胞施加一个电刺激,Na$^+$ 通道也将不能被激活。只有等到细胞再次复极化到静息状态,即 Na$^+$ 通道关闭(close)的情况下,该通道才能再次被激活并开放。

可见,心肌细胞的 Na$^+$ 通道在动作电位产生期间经历了从静息时的关闭状态到激活导致的开放,然后进入失活,最后再次回到静息时关闭的状态,如图 1.2.5 所示。另外,通道的开放也并不是瞬间完成的,通常需要历经一定时间。因此,Na$^+$ 通道属于电压和时间依赖型。心肌细胞绝大多数的离子通道都属于此种类型。

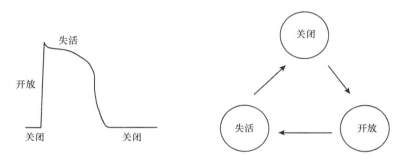

图 1.2.5　动作电位期间 Na$^+$ 通道的状态变化

此外,在 0 期除极过程中还激活了两个电压门控 Ca^{2+} 通道,即除极至 −70mV 时激活的 T 型 Ca^{2+} 通道电流(T-type calcium current,I_{CaT})和除极至 −40mV 时激活的 L 型 Ca^{2+} 通道电流(L-type calcium current,I_{CaL})。这两个内向 Ca^{2+} 电流也参与 0 期后段的形成,但由于激活相对缓慢,对 0 期除极的贡献很小。

(2)复极 1 期:快速复极初期。该阶段膜电位从 +40mV 迅速下降到 0mV 左右,耗时约 10ms。与除极 0 期快速的膜电位变化共同形成了动作电位的峰值。

复极 1 期是 Na$^+$ 通道的失活和瞬时外向 K$^+$ 通道激活的结果。如前所述,Na$^+$ 通道是一种快通道,激活、开放的速度很快,而且激活后很快失活。Na$^+$ 通道的失活会终止 Na$^+$ 的继续内流。在 Na$^+$ 通道失活的同时,瞬时外向型 K$^+$ 通道被激活,产生一个瞬时外向型电流(transient outward current,I_{to}),使膜电位朝着复极化方向变化。

(3)复极 2 期:1 期复极到接近零电位时便进入复极 2 期,即平台期。该阶段膜电位变化缓慢,持续时间长,这种特点的出现是由于平台期外向电流与内向电流达到平衡,过膜净电流为 0,使膜电位稳定在快速复极 1 期的终末状态。平台期内向电流主要有缓慢的 Ca^{2+} 电流(I_{CaL})和 Na$^+$-Ca^{2+} 交换电流(I_{NaCa})。其中最重要的是 I_{CaL},它失活缓慢,在整个平台期持续存在。I_{NaCa} 在平台期是内向电流，参与平台期的持续并增加平台期的高度。平台期外向电流包括内向整流 K^+ 电流（inward rectifying potassium current，I_{K1}），延迟整流 K^+ 电流（delayed rectifier potassium current，I_K）。I_{K1} 对平台期的贡献不大，是因为其明显的内向整流作用使它在平台期的电导很小。I_K 是平台期主要的外向电流。它有两个成分：快激活延迟整流 K^+ 通道电流（I_{Kr}）和慢激活延迟整流 K^+ 通道电流（I_{Ks}）。前者激活迅速，内向整流明显，后者激活慢，但电流幅度较大。

在平台初期，外向电流和内向电流处于相对平衡状态。随后，内向 Ca^{2+} 电流逐渐减弱，外向 K^+ 电流逐渐增强，导致膜电位缓慢地向膜内负电性转化。随着时间推移，Ca^{2+} 通道逐渐失活，K^+ 外流逐渐增加，造成出膜的净正电荷量逐渐增加，膜内电位逐渐下降，形成平台晚期。此后，Ca^{2+} 通道完全失活，内向离子流终止，外向 K^+ 流进一步增强，平台期延续为复极 3 期。

（4）复极 3 期：快速复极末期。该阶段膜的复极速率加快，膜电位由平台末期较快地下降到静息状态，完成复极过程。

复极 3 期的早期主要是 I_K 起作用，后期 I_{K1} 的作用逐渐增强。这是由于膜的复极使 I_{K1} 开放的概率增大，增加了 K^+ 的外流并加速复极，这种 K^+ 外流具有再生性特征，膜内电位越低，K^+ 外流越快，复极也越快，从而形成正反馈，直至完全复极。

（5）静息期或舒张期（4 期）：该阶段膜电位基本处于静息水平，且对心室肌细胞而言，若是无外界刺激，膜电位将处于稳定状态。

虽然静息期心室肌细胞膜电位基本稳定，但仍存在离子的跨膜转运。动作电位期间 Na^+ 和 Ca^{2+} 进入细胞内，K^+ 流出细胞，因此，只有从细胞内排出多余的 Na^+ 和 Ca^{2+}，并摄入 K^+ 才能恢复细胞内外离子的正常浓度梯度。这种离子转运是逆浓度梯度进行的主动转运过程，如前所述，主要是通过细胞膜上钠-钾泵的作用，将 Na^+ 的外运和 K^+ 的内运互相偶联形成 Na^+-K^+ 转运，由此产生钠-钾泵电流（I_{NaK}）。Ca^{2+} 的主动转运机制目前尚不十分清楚。但研究显示，Ca^{2+} 的逆浓度梯度外运是与 Na^+ 的顺浓度内流相耦合的，形成 Na^+-Ca^{2+} 交换。Ca^{2+} 的这种主动转运由 Na^+ 的内向性浓度梯度提供能量。由于 Na^+ 内向性浓度梯度的维持是依靠钠-钾泵实现的，因此，Ca^{2+} 主动转运也由钠-钾泵提供能量。在动作电位 4 期开始后，膜的上述主动转运功能加强，细胞内外离子浓度梯度得以恢复。由于此时转运过程引起的跨膜交换电荷量基本相等，而使膜电位不受影响维持基本稳定。

1.3　心肌细胞的分类和电活动特点

心肌细胞按不同的方式可分为不同的类型。无论何种分类方法，兴奋性、自律性和传导性都是心肌细胞的主要电生理特性。

1.3.1 心肌细胞的分类

心肌细胞（cardiac myocyte）按生理功能分为两类，一类是构成心房和心室壁的普通心肌细胞，细胞内含排列有序的丰富肌原纤维，具有兴奋性（excitability）、传导性（conductivity）和收缩性（contractility），执行收缩功能，称为工作心肌（working cardiac muscle）；另一类是具有自动节律性（autorhythmicity）或起搏功能（pacemaker）的心肌细胞，在没有外来刺激的条件下，会自发地发出节律性兴奋冲动，它们也具有兴奋性和传导性，但是细胞内肌原纤维稀少且排列不规则，故收缩性很弱，这类细胞的主要功能是产生和传播兴奋，控制心脏活动的节律。自动节律性细胞包括窦房结、房室交界区、房室束、左右束支和浦肯野纤维（Purkinje fiber），其自律性依次递减，构成心脏的电传导系统（electrical conduction system of the heart）。

按细胞动作电位除极的快慢可将心肌细胞分为快反应细胞和慢反应细胞两类。快反应细胞包括心房肌细胞、心室肌细胞和希-普细胞。其动作电位 0 相除极由钠电流介导，由于 Na^+ 通道激活速度快，又有再生性的正反馈出现，造成此类细胞 0 期除极速度快，动作电位上升支非常陡峭。慢反应细胞包括窦房结和房室结细胞，其动作电位 0 相除极由 I_{CaL} 介导，速度慢、振幅小。而且慢反应细胞因无 I_{K1} 控制静息膜电位，使静息电位不稳定、易除极。图 1.3.1 分别为心房细胞和窦房结细胞的动作电位。可见，心房细胞与心室细胞类似，其除极速率快，都属于快反应细胞。但心房细胞的动作电位时程较短，主要是心房肌细胞膜对 K^+ 的通透性较大所致。此外，由图 1.3.1 可见窦房结细胞的动作电位与心室肌相比，0 期除极幅度小，没有复极 1 期和 2 期，由 0 期直接过渡到 3 期，4 期静息电位不稳定，且具有缓慢、自动除极的特点，因此，窦房结细胞构成了心脏的主要起搏点。

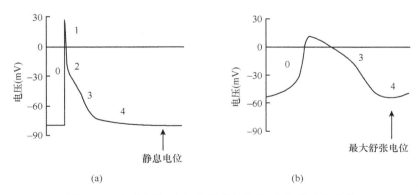

图 1.3.1 心房细胞（a）和窦房结细胞（b）的动作电位

1.3.2 细胞的兴奋性

兴奋性（excitability）是指心肌细胞受刺激后产生动作电位的能力。生理实验中常用电脉冲作为人工刺激。刺激强度、持续时间和强度-时间变化率是刺激的三个主要参量。在刺激的持续时间及强度对时间的变化率不变的情况下，能使细胞产生动作电位的最小刺激强度称为阈强度（threshold intensity）或阈值（threshold value）。相当于阈强度的刺激称为阈刺激（threshold stimulus），大于或小于阈强度的刺激分别称为阈上刺激和阈下刺激。有效刺激是指能使细胞产生动作电位的阈刺激或阈上刺激。

心肌细胞兴奋性的高低通常用刺激阈值来衡量，所需的阈值越低表示兴奋性越高。对快反应细胞来说，形成动作电位的关键是 Na^+ 通道的激活。当刺激引起膜除极达到一个临界值后，电压门控的 Na^+ 通道因大量开放而触发动作电位，该膜电位临界值称为阈电位（threshold potential，TP）。

心肌兴奋性主要取决于静息膜电位的大小及阈电位水平。静息膜电位绝对值减小，阈电位水平下降均能提高心肌兴奋性，其中阈电位水平是最重要的。决定阈电位的主要因素是 Na^+ 通道的功能状态。虽然 Na^+ 通道在关闭状态和失活状态都是不导通的，但它们对兴奋性的影响却是截然相反的。关闭状态的通道越多，兴奋性越高；而失活状态通道所占的比例越大，细胞就越不容易兴奋。因此，心肌细胞在一次兴奋后，由于 Na^+ 通道的失活会暂时丧失兴奋性。随着复极过程的进行，失活状态的 Na^+ 通道逐步进入关闭状态，即复活过程，细胞的兴奋性又会逐渐恢复。因此，心肌细胞兴奋性的最大特点是在一次兴奋之后有较长的不应期（refractory period），并随着心动周期时间长短改变，其不应期也会发生变化。

图 1.3.2 为心室肌细胞膜电位水平与兴奋性的关系。根据复极过程中膜电位的变化，将兴奋性分类如下。

（1）绝对不应期和有效不应期：心肌开始除极后在一段时间内用远高于阈值的刺激也不能引起反应，称为绝对不应期（absolute refractory period，ARP）。在其后的一小段时间内强刺激可以产生局部兴奋（如图 1.3.2 中 A），但因除极速度极慢且振幅很小而不能扩布到邻近细胞，这一时段称为局部反应期（local response period，LRP）。上述两段时间合起来称为有效不应期（effective refractory period，ERP）。

（2）相对不应期（relative refractory period，RRP）：在此期间兴奋性由低逐渐恢复至正常，相当于动作电位恢复至−80～−60mV。该段时期有部分 Na^+ 通道复活，兴奋性逐渐恢复，较强刺激有可能引起如图 1.3.2 中 B、C 所示的动作电位。

（3）超常期（supranormal period，SNP）：为相对不应期之后，相当于从−80mV到复极完毕的一段时间。此期间 Na^+ 通道已近乎全部复活而进入关闭状态，用稍低于阈值的刺激也能激发如图 1.3.2 中 D 所示的动作电位。

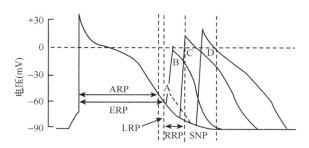

图 1.3.2　心室肌细胞膜电位水平与兴奋性的关系

由于动作电位是由膜电位、Na$^+$通道和 Na$^+$电流间的正反馈过程决定的，外加刺激仅起到触发电位到达阈电位的作用。因此，动作电位一经出现，其幅度就可达到一定数值，不因刺激的强度增加而增大，这种现象称为动作电位的"全或无"（all-or-none）特性。

1.3.3　细胞的自律性

自律性（automaticity）是指细胞在没有外界刺激的条件下自动地产生节律性兴奋的特性。通常以单位时间内产生动作电位的次数来衡量自律性的高低。自律性产生的机制是动作电位在 4 期，即舒张期的自动除极。

正常心脏窦房结的自律性最高，70～80 次/分；其次是房室交界，40～60 次/分；心室传导系统自律性最低，15～40 次/分。由于窦房结自律性最高，每当其他自律组织的兴奋还没有发放之前，窦房结的冲动已经扩布下来，而兴奋后的心肌细胞暂时处于不应期状态，导致其他自律组织的起搏活性始终表现不出来，而成为潜在起搏点，窦房结则成为心脏的正常起搏点（pacemaker）。当窦房结病变，自律性降低到潜在起搏点之下，或是它所发放的冲动不能下传时（如窦房阻滞、房室传导阻滞），潜在起搏点有可能成为有效起搏点而发放冲动，形成异位心律，如室性心律、交界性心律等。潜在起搏点的自律性升高超过窦房结将出现心律失常。

1.3.4　动作电位的传导

心肌细胞膜任何部位产生的动作电位均可以沿整个细胞膜不衰减地进行扩布传导（conduction），这种传导特性可用局部电流（local current）学说来解释[4]。如图 1.3.3 所示，若给细胞的某一位点足够强的刺激，可使其产生动作电位。此处膜内外两侧的电位差将发生暂时的翻转，即由静息时膜内为负、膜外为正的状态转化为兴奋时膜内为正、膜外为负的状态。于是，兴奋部位与邻近的静息膜，即未兴奋的膜无论在膜内还是膜外均存在电位差。由于细胞膜两侧的溶液都是导电的，所以兴奋膜与静息膜之间可发生电荷的移动形成局部电流。在膜

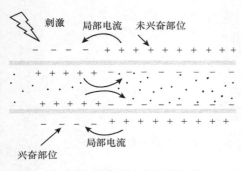

图 1.3.3　细胞膜上电位的传播

外侧，局部电流的方向从未兴奋部位流向已兴奋部位；在膜内侧，电流则由已兴奋部位流向未兴奋部位，结果使邻近的未兴奋部位的膜内侧电位升高、膜外侧电位降低，即发生了除极。当除极使未兴奋部位的细胞膜电位达到阈电位水平时，大量 Na^+ 通道被激活而爆发动作电位。此时，原来的未兴奋膜转变为兴奋膜，继续向周围的静息区域传导。可见动作电位的传导实际上就是兴奋膜向前移动的过程。

　　动作电位除了可以在细胞膜上传导外，还可以在细胞与细胞之间进行传导。细胞间的电联系主要利用细胞间缝隙连接（gap junction，GJ）完成。如图 1.3.4 所示，GJ 是具有特殊结构的细胞间连接部位，两细胞膜的间隙仅为 2nm，每侧膜上都整齐排列着许多口径约 1nm 的通道口（channel pore）。每个通道由相邻细胞膜上各自分布的半个通道相对组成。在一侧膜上的半个通道蛋白称为连接子（connexon），由 6 个相同的蛋白亚单位（connexin，Cx）围成管状的亲水性通道的一半。完整的胞间通道呈六角形。细胞胞质中的离子和小分子物质可经过 GJ 的胞间通道互相沟通，从一个细胞扩散至另一细胞，进行胞间通信。因此，它们的对接构成了连接部位的低电阻区，是心肌细胞间电偶联的结构基础。

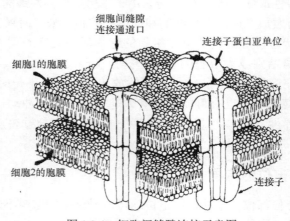

图 1.3.4　细胞间缝隙连接示意图

　　不同连接子构成通道的孔道直径不同。不同的 Cx 通道对不同大小、不同分子量物质的通透性也不同。所以，GJ 通道具有选择性。另外，GJ 随着心脏的发育，分布会发生改变。新出生动物心脏的 GJ 和紧密连接都非常小，且均匀分布于细胞膜的表面。随着生长发育，GJ 逐渐形成大的闰盘，在细胞侧壁分布减少，在闰盘处和细胞长轴两端分布增多，且在细胞变大的同时，GJ 也变大，以增强传导。GJ 主要分布在心肌细胞的两端，但在不同的方向上均有分布，可使电信号以三维方向传导。因此，GJ 的位置和数量决定了细胞间电信号扩布的状态，形成各向异性（anisotropy）传导，并影响心脏不同组织的传导速度。可见 GJ 对维持心脏的正常结构和功能都非常重要。

细胞内环境变化对细胞间的偶联状态起重要的调节作用。例如，当细胞内 Ca^{2+} 和 H^+ 浓度升高，可使 GJ 通道电导降低或通道关闭。心肌缺血后期及梗死早期，细胞内升高的脂肪酸及脂质代谢产物均可影响细胞的电偶联状态。

1.4　离子通道电活动的测量

电压钳和膜片钳是揭示细胞生物电活动离子基础的关键技术[5]。

1.4.1　电压钳技术

电压钳（voltage clamp）又称为电压钳制或电压固定，该技术由 Cole 和 Marment 设计，后经 Hodgkin 和 Huxley 改进并成功地应用于神经纤维动作电位的研究。随着电子技术的发展，目前该方法已被广泛应用于其他类型细胞，如心肌细胞离子活动的研究中。

电压钳技术是通过将膜电位钳制于固定值，测出跨膜电流的变化，以反映膜通透性的改变情况。图 1.4.1 为双微电极钳位法在枪乌贼巨轴突上进行实验的装置示意图，如图 1.4.1 所示，电极 1 插入轴突内，用于测量膜电位。所测得的膜电位与实验者预先设定的指令电压进行比较，若两者不相等，就会有反馈电流通过注射电极 2 向细胞内注入电流，直至膜电位和指令电压相等。所注入的电流可经串联的电阻 R 测量得到。由于注入的电流正是用于减小差值信号的电流，所以这种电路是一种负反馈电路。

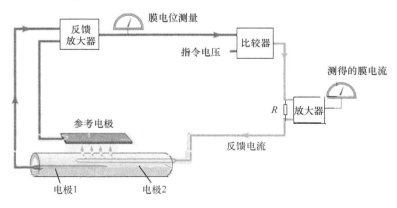

图 1.4.1　枪乌贼巨轴突的电压钳实验装置示意图

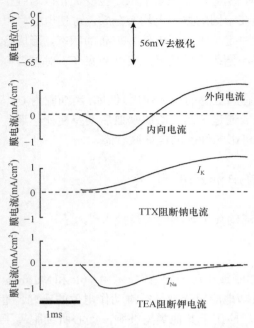

图 1.4.2　电压钳记录到的神经细胞除极时的膜
电流

由此可见，经过离子通道的离子流与经微电极注入的电流方向相反，数量相等，因而采用上述方法可以定量测定细胞兴奋时的离子电流。膜通透性的改变较迅速，而高频响应放大器的应用实现了连续、快速、自动调整注入电流以达到保持膜电位恒定的目的。因此，电压钳技术能在瞬时将细胞膜电位设置为任何值，并保持在该电压，从而记录到流过膜的电流。

双微电极钳位法较适用于巨大的神经轴突、肌肉纤维和较大的细胞。根据不同的实验标本，还可以采用空间钳位或小细胞单根吸附电极钳位等方法。

图 1.4.2 为采用上述电压钳技术将神经细胞膜电位由静息时的−65mV阶跃到除极水平−9mV 后记录到的膜电流的动态变化，可见电流已由早期的内向型逐渐转变为晚期的外向型。当分别用特异性 Na^+ 通道阻断剂河鲀毒素（tetrodotoxin，TTX）和 K^+ 通道阻断剂四乙胺（tetraethylammonium，TEA）作用于细胞膜后，TTX 使内向电流全部消失，TEA 使延迟出现的外向电流全部消失，从而可进一步得到电流 I_{Na} 和 I_K。

1.4.2　膜片钳技术

1976 年德国科学家欧文·内尔（Erwin Neher）和伯特·萨克曼（Bert Sakinann）在电压钳的基础上发展了膜片钳（patch clamp）技术。膜片钳与电压钳的工作原理类似，不同之处在于膜片钳技术钳制和记录的仅是微电极尖端下几平方微米面积的一小片膜，涉及一个或几个离子通道，因而可能记录到单个离子通道的电流。所以，膜片钳是一种以记录通过离子通道的电流来反映细胞膜单一或多个离子通道分子活动的技术，也被称为研究离子通道的"金标准"。目前该技术已从常规膜片钳技术（conventional patch clamp technique）发展到全自动膜片钳技术（automated patch clamp technique），并广泛应用于神经科学、心血管科学、药理学、细胞生物学、病理生理学、中医药学、植物细胞生理学、运动生理学等多学科领域的研究中[6]。

图 1.4.3 是膜片钳工作原理的示意图和记录的单通道电流，如图 1.4.3 所示，

玻璃微电极和被测细胞膜紧紧接触，两者间形成一个电阻达数千兆欧的高阻抗密封区，使同电极尖开口处相接的膜片与其周围在电学上分隔。在此基础上固定电位，并对此膜片上的离子电流（pA 级）进行监测记录。测量电路的核心是由场效应管运算放大器构成的电流-电压转换电路。放大器的同相输入端施加指令电压，待测电流则可通过负反馈电阻 R 的电压降被检测出。图 1.4.3 中所示被测通道的开放和关闭状态具有全或无的特点，两种状态之间转换速度快，因而单通道电流表现为方波。

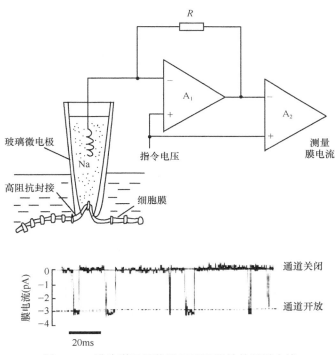

图 1.4.3　膜片钳记录装置和记录到的单通道电流

1.5　心脏电活动的体外记录

正常心脏由窦房结发出的一次电兴奋会按一定的途径和进程，依次传向心房和心室，从而引起整个心脏的兴奋。因此，每一个心动周期中，不同部位心肌细胞膜外电位差的大小、方向和传播途径都在不断地变化。心脏位于胸腔内，周围充斥着大量具有导电性的电解质溶液，因此，不同部位细胞膜外的这种电位差会通过心脏周围的导电组织和体液反映到体内任何位置及体表各部位，通过记录这些位置的电信号便可了解心脏的电活动情况。

1.5.1 心电图

将测量电极放置在某个特定部位记录到的电位变化即为心电图（electrocardiogram，ECG），如食管内心电图、心外膜心电图、心腔内心电图及体表心电图等。目前临床常规应用的心电图为体表心电图，记录时将电极放在统一的肢体和胸前规定部位，分别称为肢（体）导联和胸（前）导联。心电图反映的是心脏节律性兴奋的发生、传播和恢复过程中的生物电变化，与心脏收缩的机械活动无直接关系。

心电图可以记录人体正常心脏的电活动；帮助诊断心律失常、心肌缺血和心肌梗死及判断心肌梗死的部位；诊断心脏扩大、肥厚；判断药物或电解质情况对心脏的影响；判断人工心脏起搏状况等。因此，心电图是临床最常用的检查之一，应用广泛[7]。

1. 体表心电图波形 如图 1.5.1 所示，正常体表心电图通常由 P 波、QRS 波群和 T 波组成，有时在 T 波之后还有一个小的 U 波。心电图通常用心电图机来描计，记录纸上有横线和纵线划出的小方格作为测量时间和电压的坐标，高和宽均为 1mm。通常情况下，纸的走速和放大器灵敏度调节为横向每小格代表 0.04s，纵向每小格代表 0.1mV，因此可以在记录纸上直接读出心电图各波段的电压幅值和时间。

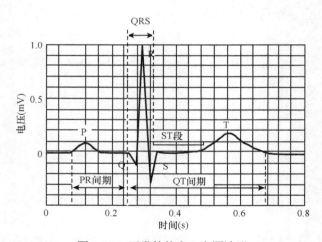

图 1.5.1 正常的体表心电图波形

（1）P 波（P wave）：反映左、右两心房的除极过程。P 波的起点标志右心房兴奋的开始，终点标志两心房已全部兴奋。P 波波形小而圆钝，波幅小于 0.25mV，历时 0.08~0.11s。在 P 波前有窦房结的除极，但其电位变化太微弱，用一般的心电图记录方法难以显示。故心电图用 P 波可间接反映窦房结的电位变化。

（2）QRS 波群（QRS complex）：反映左、右心室按一定顺序的除极过程，历时 0.06～0.10s。因心室体积大、兴奋传播的方向变化也较大，因此波幅远比 P 波大，波形也较为复杂。波群中第一个向下的波称为 Q 波，第一个向上的波称为 R 波，在 R 波后面向下的波称为 S 波。由于各个导联在机体容积导体中所处的电场位置不同，所以在不同导联中这三个波并不一定都出现。

PR 间期（PR interval）：指从 P 波起点到 QRS 波群起点之间的时间，一般为 0.12～0.20s。它反映兴奋从窦房结产生后，经过心房、房室交界区、房室束、束支、浦肯野纤维到达心室肌所需要的时间。其中大部分时间是在房室交界区内的传导。当房室传导延缓时，PR 间期延长；如果房室传导完全阻滞，则 P 波后无明显的 QRS 波群。

（3）T 波（T wave）：由心室复极化产生。波幅一般为 0.1～0.8mV，历时 0.05～0.25s。T 波方向应该和 QRS 波群的主波方向一致。在 QRS 波群主波向上的导联中，T 波波幅不应低于 R 波的 1/10。T 波是由于各部分心室肌的复极化不同步，出现电位差而形成的。不同导联 T 波的形态各异。

ST 段（ST segment）：指 QRS 波群终点到 T 波起点之间的线段。正常心电图 ST 段位于近基线的等电位水平，代表心室已全部除极，各部分之间电位差很小。ST 段的上抬或下移离开基线达到一定范围，具有重要的疾病诊断意义。

QT 间期（QT interval）：指从 QRS 波起点到 T 波终点的时间。代表心室开始除极至完全复极的时间。QT 间期的时间长短和心率呈负相关，这主要是由于心室肌动作电位时程因心率增快而缩短的缘故。正常成年人的 QT 间期为 0.32～0.44s。

2. 心电图与细胞动作电位的关系　尽管心肌细胞的生物电变化是心电图产生的基础，但是单个心肌细胞兴奋时描记的动作电位图与每个心动周期描记的心电图有显著差别，这是因为动作电位是单个细胞的膜电位变化，而心电图是大量心肌细胞构成的功能性合胞体瞬间的电位变化，是随整个心脏兴奋的发生、扩布和恢复过程而变化的。尽管如此，单个心肌细胞动作电位的产生和消失，与心电图各波之间仍有明显的对应关系。由图 1.5.2 可见，正常心脏的自律性兴奋由窦房结发出，传播到心房，然后经房室交界区、房室结（atrioventricular node）、房室束（又称希氏束或 His 束）、左右束支（bundle branch）、浦肯野纤维传播到左、右心室，引起心房、心室先后有序的节律性收缩。如图 1.5.2 中虚线所示，P 波对应心房细胞的除极，心室单细胞动作电位的 0 期上升支与心电图 QRS 波群相应。由于心室各部分心肌细胞开始除极的时间有先后，遂使 QRS 波群的时程较单个心室肌细胞的 0 期长，但二者时程基本相应。当心室肌细胞全部除极完毕，并且处于电位暂时相对稳定的复极 2 期（即平台期）时，细胞外各点之间电位差接近零，故无电位差反映在体表上，因此复极 2 期与心电图 ST 段相对应。当部分心室肌细胞开始进入快速复极 3 期时，由于心室各部分的复极过程不是同时发生的，而使不同部位存在电位差，形成心电图的 T 波。因此，心室肌细胞动作电位的持续时间便相当于心电图的 QT 间期。

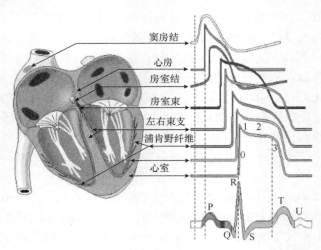

图 1.5.2　心电图与细胞动作电位变化的对应关系

扫封底二维码获取彩图

3. 心电图的导联　心脏是一个立体的结构，为了反映心脏不同面的电活动，需要在人体不同部位放置电极，以记录和反映心脏的电活动。通常心脏电极的安放部位如图 1.5.3 所示。

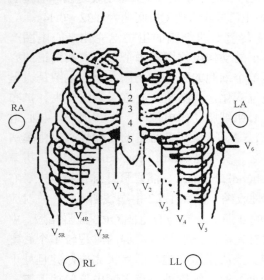

体表电极名称及安放位置

电极名称	电极位置
LA	左上肢
RA	右上肢
LL	左下肢
RL	右下肢
V_1	第4肋间隙胸骨右缘
V_2	第4肋间隙胸骨左缘
V_3	V_2导联和V_4导联之间
V_4	第5肋间隙左锁骨中线上
V_5	第5肋间隙左腋前线上
V_6	第5肋间隙左腋中线上
V_{3R}	V_1导联和V_{4R}导联之间
V_{4R}	第5肋间隙右锁骨中线上
V_{5R}	第5肋间隙右腋前线上

图 1.5.3　体表电极安放位置示意图

心电图记录的是随心动周期变化的体表特定位置的电位差。为测定电位差而将连接在人体的电极对和连线称为导联（lead）。导联线由多股电缆线胶合在一起，并给予屏蔽以减少磁场的干扰。体表心电经电极、导联线送至心电图机进行测量。根据电子学测量原理，任何心电导联系统本质都是双极导联。构成导联的电极对可以直接由置于人体表面上任意两点的电极组成，也可以由数个电极组合成 2 个电极中的 1 个。因此心电图导联体系有很多类型，但目前多采用国际通用的导联体系，共包括 12 个导联，其中标准肢体导联（亦称双肢体导联）：Ⅰ、Ⅱ、Ⅲ；加压单极肢体导联：aVR、aVL、aVF；另有 6 个胸前导联：V_1、V_2、V_3、V_4、V_5、V_6。

每个导联由一个正极和一个负极组成，导联的正、负极分别与心电图机电流计的正、负极相连。在每一个标准导联的正、负极之间均可画出一条假想的直线，由负极指向正极，称为导联轴。如图 1.5.4（a）所示，Ⅰ导联为左上肢（LA）和右上肢（RA）电极之间的电位差，Ⅱ导联为左下肢和右上肢电极之间的电位差，Ⅲ导联为左下肢（LL）和左上肢电极之间的电位差。根据 Einthoven 法则，任一时刻，Ⅱ导联是Ⅰ导联与Ⅲ导联的矢量和。标准导联只是反映体表某两点之间的电位差，而不能探测某一点的电位变化。

Wilson 等提出若把安放在右上肢、左上肢与左下肢的电极连通，并在每根导线上各加 5kΩ 的电阻以消除皮肤的干扰，则中心电端（也称为无干电极）的电位在整个心脏激动过程中会始终稳定并接近零。如果把心电图机的负极接在该零电位点上，把探查电极接在人体任一点上，如左上肢上，就可以测得该点的电位变化，如图 1.5.4（b）所示。由于这种单极肢体导联的心电图振幅小，后提出修正，即在描记某一肢体的单极导联心电图时，将该肢体与中心电端相连接的高电阻断开，就可使心电图波形的振幅增加 50%，这种导联方式称为加压单极肢体导联。如图 1.5.4（a）所示，探查电极在右臂，即为加压单极右上肢导联（aVR），在左臂则为加压单极左上肢导联（aVL），在左腿则为加压单极左下肢导联（aVF）。加压肢体导联的中心点也被称为 Wilson 中心点。

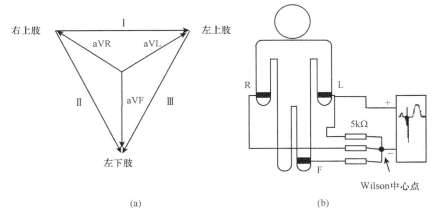

(a)　　　　　　　　　　　(b)

图 1.5.4　肢体导联的相互关系和 Wilson 中心点

图 1.5.5 分别为标准导联和加压肢体导联与心电图机连接方法的示意图。其中，加压肢体导联中虚线连接到中心电端。

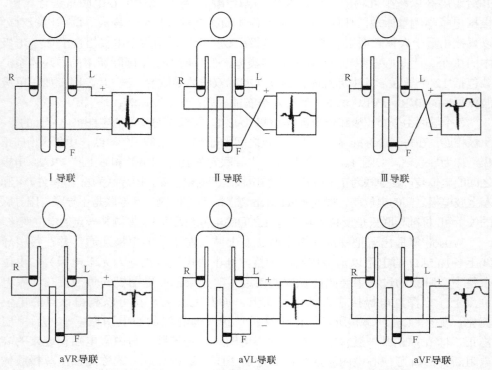

Ⅰ导联　　　　　　　　　　Ⅱ导联　　　　　　　　　　Ⅲ导联

aVR导联　　　　　　　　　aVL导联　　　　　　　　　aVF导联

图 1.5.5　标准导联和加压肢体导联与心电图机连接方法示意图

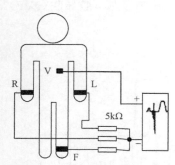

图 1.5.6　胸前导联与心电图机的连接示意图

肢体导联系统反映的是心脏电位投影在矢状面的情况，胸前导联系统则反映心脏电位投影在水平面的情况。胸前导联（precordial lead）测量的是各胸前电极与 Wilson 中心电端之间的电位差，也是一种单极导联。如图 1.5.6 所示，正极位于胸壁，负极与中心电端相连。由于这种导联方式的探查电极离心脏很近，只隔着一层胸壁，因此心电图波形振幅较大。V_1、V_2 导联反映右心室的电位变化；V_3、V_4 导联反映室间隔及其附近的左、右心室的电位变化；V_5、V_6 导联反映左心室的电位变化。

1.5.2　体表电位标测图

体表电位标测（body surface potential mapping，BSPM）是在躯干表面放置多

达几十个甚至上百个电极，同步记录各部位的心电信号，分析心动周期各瞬间体表电位的空间分布，以诊断心脏疾病的一项电生理学检查技术。

　　BSPM 由于其无创性并且采用电极多、分布广，比传统心电图具有更高的空间分辨率，且图形以电位的空间分布方式表达，可以获得较常规心电图更多的信息，观察到更细微、更全面的心脏电活动的空间变化规律，因此越来越受到国内外学者的重视，并开始应用于许多心脏疾病的研究，其中，比较具有代表性的是探讨 BSPM 用于心室异位起搏点的定位，以使射频消融治疗中有创的定位方法得以改进。利用 BSPM 区分心房颤动发生过程中不同的兴奋模式，以期用于指导心房颤动的治疗也是一个代表性的应用。此外，BSPM 在冠心病的诊断，如确定陈旧性心肌梗死（old myocardial infarction，OMI）的有无、部位和范围方面具有较普通 ECG 明显的价值[8]。预激综合征（preexcitation syndrome）的旁路定位也是 BSPM 的主要应用之一。预激是一种房室传导的异常现象，冲动经附加通道下传，提早兴奋心室的一部分或全部，引起部分心室肌提前激动，有预激现象者称为预激综合征或 WPW 综合征（Wolff-Parkinson-White syndrome），常合并室上性阵发性心动过速。

　　BSPM 的标测数据可用类似的图等高线的等电位图的形式呈现，即将同一时刻不同部位的电压根据数值大小以等电位线的方式表达出来。另外，利用计算机还可以自动绘制出等积分图、平均电位图、差电位图、三维电位图等。图 1.5.7 为心室除极早期某一时刻的 BSPM 图[9]，图中红色代表正电位、蓝色代表负电位。围绕胸腔表面放置 12×16 个阵列电极，左上给出的是二维的等电位线图，其中上、下缘分别对应胸骨切迹和肚脐，阵列的垂直中线对应前胸中线，左缘和右缘对应脊椎。图 1.5.7 给出的是围成桶状的三维胸腔模型上呈现的等电位图，右上图则是对左上图的电位进行数据处理，将正、负极值以"山峰"和"山谷"的形式呈现出来，以突出极值位置处的幅度差和变化。

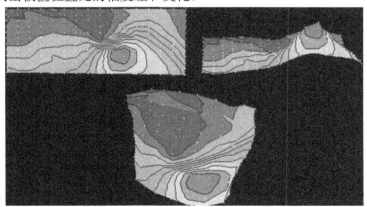

图 1.5.7　心室除极早期的标测示例[9]

扫封底二维码获取彩图

　　BSPM 主要观察和分析指标包括零电位线的起始点和走行方向；正、负区的分布和形态；极值电压大小、部位、停留时间和移动方向；极值的数目及两个以上极值出现的时间和部位；等电位线层次；右室突破（breakthrough）出现的时间和位置等。此处正区是心脏兴奋所指的方向区，负区则反映兴奋起源区或丧失兴奋区。极小是兴奋的起源或因心肌坏死而丧失兴奋能力的主要部位；极大是兴奋所指的主要方向或与丧失兴奋能力区相对应的中心。在某瞬间有两个以上极小或极大，表示有两个以上的兴奋起源或兴奋传导方向。极小或极大较长时间停留在某一部位，表示兴奋持续从某一部位产生，或兴奋持续指向某一方向。等电位线层次的多少反映该时间电压的高低。右室兴奋从心内膜抵达心外膜时，形成兴奋突破。这时等电位面图在前正中线附近出现第 2 个极小，表现为正区的局部凹陷，或在两个极小之间出现岛状正区[10]。

　　图 1.5.8 分别为心室除极早期、中期和晚期时的 BSPM[9]。可运用上述指标，通过对正、负极值的位置和移动情况，等电位线的梯度（gradient）和水平等的分析得到电活动的特征。由图 1.5.8 可见，心室兴奋早期前胸为正区，后背为负区；逐步过渡到兴奋晚期前胸为负区、后背为正区。心室兴奋初期正、负电压都较低，随除极进行，正、负电压均增加，但正电压增加较快，形成的早、中期正电压绝对值较负电压大。兴奋晚期，正电压下降较快，而负电压继续增加或下降较慢，结果正电压的绝对值反而小于负电压，形成电压"晚期逆转"。心脏病变或异常时，出现电压"早期逆转"。

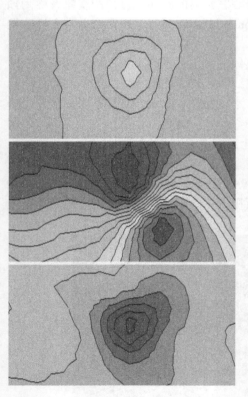

图 1.5.8　心室除极早期、中期和晚期的 BSPM[9]

扫封底二维码获取彩图

1.5.3　心磁图

　　心肌细胞内外的离子活动在体表产生的电势可由 ECG 记录到。除此之外，心脏的电活动还可以产生相应的磁场变化，心磁图（magnetocardiography，MCG）就是对心脏产生电磁场变化，即磁场强度或磁感应强度的时间函数的记录手段和技术。MCG 是超导弱磁探测技术与计算机技术结合的产物，是心脏无创性检查领域的最新、最先进的技术之一。MCG 使心脏无创性检查的灵敏性和准确度得以提高，对目前 ECG 等无创性检查有互补作用，在心脏病发病风险分级、普查、介入诊治效果评估等方面将有着突出的优势和应用前景。

MCG 的测量一方面需要利用超导量子干涉仪（superconducting quantum interference device，SQUID）将微弱的心磁信号（0.1～100pT）从强大的环境磁场中提取出来，另一方面需要尽量减弱环境磁噪声的干扰。SQUID 传感器是在密闭的房间内，利用低温超导技术将液氦冷却至−269℃，使金属铌的电阻变为零而形成超导体；将超导体做成超导环，其对应部位做成两个极薄的绝缘层（Josephson 结点），当偏置电流通过时，超导状态被破坏，产生 Josephson 效应。如果存在一个微弱的磁场，Josephson 结点就会有电压产生，此信号经振荡器取出并放大以获取大的磁场信息。另外，为了降低测量时环境磁场的干扰，有两组线圈分别被放置于距探测源（即心脏磁场）较近和较远的位置。如果相同的背景噪声源距远场源较远，在梯度仪线圈周围空间分布均匀，无磁场变化，梯度仪对其不敏感；若被测人体磁场距离梯度仪线圈很近（近场源），则在梯度仪线圈周围空间分布不均匀，可测得磁场变化。

所以，MCG 测量系统主要包括超导量子干涉装置 SQUID 及其电子系统、无磁移动床、电磁屏蔽室（根据测量系统的特点，有的系统需配备屏蔽措施来获得更好的测量效果）和数据采集与处理系统。被测对象平躺在无磁移动床上，杜瓦（Dewar）悬挂在屏蔽室中央，位于人体前胸正上方，杜瓦的高度可通过旋转悬挂支架调节，SQUID 要尽可能地靠近杜瓦底部以缩短与前胸之间的距离。其他的室温电子学设备，包括 SQUID 控制器、示波器、数据采集系统等均位于屏蔽室外[11]。

MCG 不但可以检测一维信号，也可以检测心脏三维信号，甚至可以实施心脏的三维重构，使检测心血管疾病的灵敏度得到很大提高，实用功能也得以增强[12]。如图 1.5.9 所示，相比 ECG 而言 MCG 有如下特点。

（1）MCG 是一种完全无创的检测方法，不需要电极、放射源或外部刺激，而 ECG 需要片状电极或针状电极。由于不直接接触皮肤，MCG 没有皮肤电极干扰，同时其基线可确定为绝对基线，而 ECG 因为与皮肤接触不能对电流成分做良好评价，基线为相对基线。

（2）MCG 受人体组织电导的影响比 ECG 小。心脏周围的体液、脂肪会降低 ECG 的信号强度，但对 MCG 没有影响。

（3）MCG 中的直流成分未被滤除，使其在心肌缺血基线漂移的分析中更显示出优势。

（4）MCG 与 ECG 的波形相似，也有 P 波、QRS 波群和 T 波，但振幅和波形方面与 ECG 有某些差别。正因为这些差别，有学者认为 MCG 可能有心电图不能反映的新信息。

（5）对于环线电流和大小相当的电流，因作用抵消，不显示电位差，无法在 ECG 上显示，而这种情况下磁场增加，有明显的 MCG 变化，可以同时记录三维空间的 MCG 磁场向量。

（6）MCG 对心脏切线电流最敏感，能准确记录切线方向的电流。当心脏有瘢痕和正常心肌活动受到其他病理影响时，这种切线电流效应可明显增加。在左室前壁活动异常时，MCG 比 ECG 显示更为清晰。在解剖学上测螺旋形的形态变化，ECG 不能测量出，而 MCG 可以检测出。

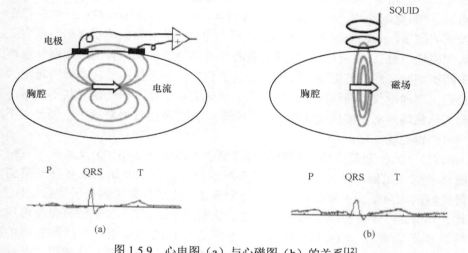

图 1.5.9　心电图（a）与心磁图（b）的关系[12]

恶性心律失常是造成心源性猝死的主要原因。房室结传导阻滞、室上性心动过速、长 QT 综合征等都属于高危的恶性心律失常。由于 MCG 有无需电极和组织电导干扰小的优点，其较有前景的一个应用就是产前诊断，可帮助发现先天性心脏病引起的电生理异常。另外，MCG 在房性心律失常的检测中也有重要作用。

Yamada 等[13]利用 MCG 观察并测量得到了心房扑动（atrial flutter，AFLU）诱发和持续期间的微折返环路。图 1.5.10 为 ECG 和 MCG 的关系对比。可见在窦性心律（sinus rhythm，SR）和房性期前收缩（atrial premature complex，APC）期间，电磁场呈现出单峰（红黄色区域）形态。当发生心房扑动时，由于微折返而形成一个大的环路[图 1.5.10（b）⑦]。在心房颤动（atrial fibrillation，AF）期间电磁场呈无组织性[图 1.5.10（b）③和④]。当心房颤动向心房扑动转化时，无序的波交融在一起形成单一的波形[图 1.5.10（b）⑤]并最终转化为一个环[图 1.5.10（b）⑥]。以上研究表明了 MCG 与心房激动间的关系，即心房扑动时的环状图形与心房颤动时的无序图形间的转化。可见，当心房颤动向心房扑动转化时，通过 MCG 可获得无序的多峰图、单峰图和环状图，所得到的信息比 ECG 更多且更加直观。

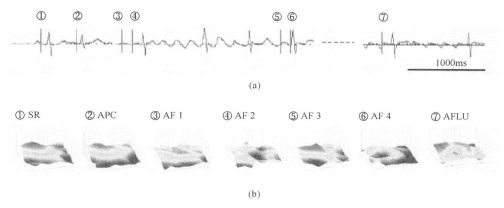

(a)

① SR　　② APC　　③ AF 1　　④ AF 2　　⑤ AF 3　　⑥ AF 4　　⑦ AFLU

(b)

图 1.5.10　阵发性心房扑动中测得的 ECG（a）和 MCG（b）[12, 13]

扫封底二维码获取彩图

目前尽管 MCG 的临床应用研究仍处于初级阶段，但随着研究的进一步深入，MCG 作为一种无创的检查方法在心律失常的病原灶定位、心肌缺血的发现及心肌梗死区域内存活细胞的确定、猝死危险因素的评估、药物治疗检测等方面潜在的价值将得以充分展现。

（张　虹）

参 考 文 献

[1] 苏业璞，周其文. 实用心脏外科解剖图解 [M]. 北京：人民卫生出版社，2014：1-100.

[2] 张日辉. 实用电生理基础（学术前沿研究）[M]. 北京：北京师范大学出版社，2011：1-35.

[3] Zipes DP，Jalife J. 心脏电生理：从细胞到临床 [M]. 郭继鸿，李学斌，译. 北京：北京大学医学出版社，2008：1-350.

[4] 孙庆伟，李光华，周光纪，等. 医学生理学 [M]. 北京：人民卫生出版社，2015.

[5] 王廷华，陈向东，李云庆. 电生理理论与技术[M]. 3 版. 科学出版社，2015：1-50.

[6] 关兵才，张海林，李之望. 细胞电生理学基本原理与膜片钳技术 [M]. 北京：科学出版社，2013：1-100.

[7] 冯浩楼，高文丽. 心电图基础与临床 [M]. 北京：人民军医出版社，2008：1-47.

[8] 李光林，吕维雪. 从体表电位分布图中提取陈旧性心肌梗塞诊断信息的研究 [J]. 生物物理学报，1998，14（2）：289-294.

[9] Macfarlane PW，Oosterom AV，Pahlm O，et al. Comprehensive Electrocardiology[M]. 2nd ed.

London：Springer，2011.

[10] 张丙芳，臧益民，朱妙章，等. 体表电位标测及其临床意义[J]. 心功能杂志，1993，5（3）：201-208.

[11] 孙慧娜，唐发宽，黄骁，等. 心磁图的主要临床应用及研究进展[J]. 中国循证心血管医学杂志，2014，6（4）：499-500.

[12] Gussak I，Antzelevitch C. Electrical Diseases of the Heart [M]. London：Springer，2008.

[13] Yamada S，Tsukada K，Miyashita T，et al. Noninvasive，direct visualization of macro-reentrant circuits by using magnetocardiograms：Initiation and persistence of atrial flutter [J]. Europace，2003，5：343-350.

第2章 细胞离子通道的动力学模型及定量分析

心律失常是临床心电诊断与治疗最主要和最困难的问题，其原因主要是对心律失常的发生机制和形成过程缺乏有效的研究手段和缺少先进的仪器设备，使得对其的认识长期以来仍主要依赖于现象观察和经验。宏观上的心电图、心向量图、体表电位标测等都是观察和记录心电活动外在表现的手段，无法阐释体内心电的发生和发展机制；微观上的膜片钳和电压钳对单个心肌细胞离子通道电流和电位的研究又无法解决组织间电兴奋的传播及体表心电图的形成问题。因此，建立心电活动的模型并开展仿真研究成为连接细胞生理学与临床病理生理学之间的桥梁，并较好地解决了心律失常微观与宏观研究统一的问题。

2.1 心脏电活动模型的分类

细胞是心电活动的基本单元，细胞间通过缝隙连接通道相连，由于细胞数量巨大，细胞间电活动交互影响演绎出时空上的复杂动力学行为。

（1）电磁场模型和电生理模型：按照心电模型所遵循的理论工具可将模型分为电磁场模型和电生理模型两大类[1]。电磁场模型基于麦克斯韦方程，把心电场简化为准静态场，建立偏微分方程及边界条件，用有限元或边界元方法求解方程在三维空间的解。心脏激动的传导过程被看作一系列电偶向前的移动，心脏作为"电源"，利用心电场电位方程推断体表电位。电生理模型则以描述细胞离子通道和动作电位行为的方程为依据，以细胞间通信作为联系各个单细胞模型的纽带，通过求解大量的微分方程并仿真细胞间电学上的相互作用重现心脏的电活动。

（2）正问题和逆问题模型：心肌细胞产生的电活动经体腔传播到体表，形成体表电势分布。因此根据研究目标的不同，可将模型分为正问题模型和逆问题模型[1]。前者是基于心肌电活动及其在胸腔内的分布，研究体表构成的心电图波形，后者是根据体表电位的分布推断心脏本身的电活动情况。因此，正问题沿着生理、物理因果关系的正方向进行研究，逆问题沿着因果关系的逆方向进行，但两者的最终目标是能够在心肌细胞层次上找出心脏状态与体表心电信号之间的对应关系。

可见，由心电源的状态计算心电场的分布属于正问题模型，而由心电场的分布计算心电源的状态则属于逆问题模型。

（3）不同尺度的模型：根据所建模型物理尺度的不同[2]，心脏电活动模型可分为亚细胞和细胞级（0D）、纤维级（1D）、组织级（2D）和器官级（3D），如图 2.1.1 所示[3]。其中，细胞模型和亚细胞模型基于膜片钳记录的电流数据、电压

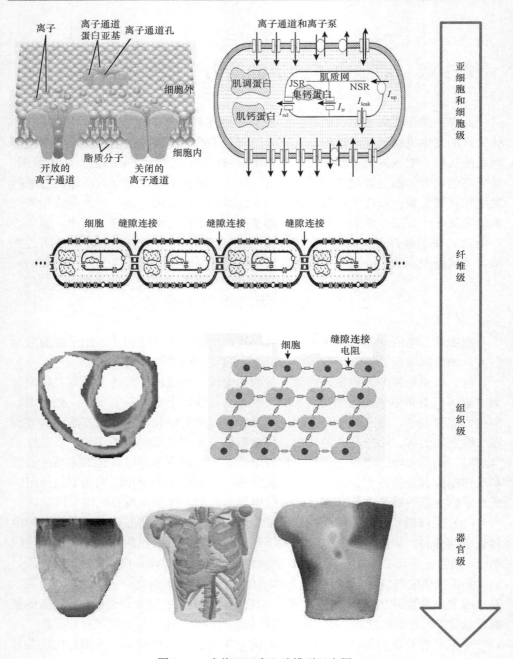

图 2.1.1　多物理尺度心脏模型示意图

JSR, 连接肌质网; NSR, 非连接肌质网; I_{up}, 从肌质摄入到 NSR 中的钙电流; I_{tr}, 从 NSR 转入 JSR 中的钙电流; I_{rel}, 从 JSR 释放到肌质中的钙电流; I_{leak}, 释放至肌质中的漏电流。扫封底二维码获取彩图

钳实验数据，建立相应的数学方程，用以刻画细胞膜上 Na^+、K^+、Ca^{2+} 等离子通道和转运子对细胞内外离子转运的控制、细胞内外离子浓度的变化及细胞内部 Ca^{2+} 的转运，同时模拟生理和病理情况下离子通道分子结构改变对离子通道电流的影响，所以亚细胞级模型和细胞级模型是心脏电生理建模的基石[4]。目前在亚细胞级，已经建立了已知的几乎所有离子通道，包括 I_{Na}、I_K、I_{CaL}、I_{to}、I_{NaCa} 等离子通道模型和细胞内 Ca^{2+} 动力学模型。在细胞级，建立了包括人、犬、兔、豚鼠在内的多个物种模型。这些模型同时涵盖了不同类型的心肌细胞，从窦房结、心房到浦肯野细胞和心室肌细胞，种类繁多。

将多个细胞按一维或二维形式排列，通过缝隙连接（gap junction）电导耦合则可构成心肌纤维和组织模型。这些模型中每个细胞被抽象成一个独立的电路单元，通过电阻相连，构成一个心脏电传导网络。利用这些模型便可开展离子通道相关疾病与心律失常相关性等问题的研究。

心脏器官级三维模型是一维纤维和二维心肌组织的扩展，多数情况下由于考虑了心脏各部分的解剖结构和纤维走向，模型可用于研究特殊几何结构和组织异质性对电传导的影响。因此，器官模型的建立往往需要生理、解剖及几何结构等数据和相关知识，同时由于巨大的运算量，还需要高性能计算机、并行计算和海量数据可视化技术的辅助，因此这一级的建模工作难度较大。另外，结合胸腔和躯干结构建立的模型可将心脏的电活动通过胸腔反映到体表，建立心脏电活动与体表电位分布的关系，为临床诊断和治疗提供依据，因此结合躯干结构的建模也是器官级建模和研究的重要内容。

2.2　细胞膜和胞质的等效电路

细胞膜和胞质作为一个静态的电学元件时所表现的电学特性称为被动电学特性，包括静息状态下的膜电容、膜电阻等。

（1）膜电容：细胞膜脂质双层具有绝缘性，膜两侧为可以导电的细胞外液和细胞内液，类似于一个平行板电容器，因此细胞膜具有电容器的特性。细胞膜的电容量 C_m 为电容器上所积聚的电荷量 Q 与两极板间的电压 V_m 之比，即

$$C_m = \frac{Q}{V_m}$$

电容器容量和极板间距成反比关系，在面积相同的情况下，极板间距越大，电容越小；间距越小，电容越大。细胞膜的厚度一般仅为 6mm 左右，按照反比关系认为膜电容（membrane capacitance）较大。此外，极板面积与电容成正比关系，面积越大，电容越大。所以细胞膜的表面积越大，总的膜电容也会越大。细胞膜离子通道开放引起离子跨膜流动可等效为细胞膜电容的充放电过程。

（2）膜电阻：单纯的脂质双分子层对电流几乎是绝缘的，在 $1cm^2$ 的面积上电

阻可高达 $10^6 \sim 10^9 \Omega$。但是，由于磷脂双分子层中镶嵌着许多导电性能较好的离子通道，如非门控的渗漏通道使实际的膜电阻（membrane resistance，R）变小。膜电阻的倒数为膜电导（membrane conductance），通常用 g 来表示，单位为 Siemens，缩写成 S。膜电导的大小反映了膜对离子的通透性。通透性越好，相应的膜电导就越大。

（3）等效电路：由于细胞膜兼有电容和电阻的特性，因此可用图 2.2.1 所示的并联阻容耦合电路来描述其电学特性。将对离子绝缘的磷脂双分子层视为电容，对某一离子具有选择性通透的通道视为电导，则该等效电路可反映离子通道与膜电位的变化规律。例如，假设通道为 K^+ 通道，那么当通道关闭时，即相当于图 2.2.1 中的开关断开，R 支路无电流流过，则离子通道没有离子的跨膜移动。当通道开放，即开关闭合时，通道中开始有 K^+ 电流 I 流过。

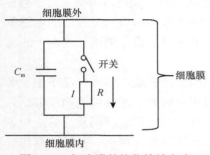

图 2.2.1　细胞膜的简化等效电路

由于电压门控离子通道的开关特性与膜电位有关，假设细胞膜跨膜电位为 V_m，g 为电阻 R 的对应电导，则电流与电阻间满足欧姆定律：

$$I = \frac{V_m}{R} = g \cdot V_m$$

但是，在实际的生物体中，离子的跨膜运动需要两个必不可少的因素，一是离子的电化学驱动力，二是细胞膜对离子的通透性。电化学驱动力决定离子跨膜流动的方向和转运速率。图 2.2.1 中的 RC 并联电路只考虑了膜对离子的通透性。如果同时考虑电化学驱动力的影响，则应在上述电流的 R 支路中加一个 K^+ 的平衡电位 E_K。于是得到如下等式：

$$I = g \cdot (V_m - E_K)$$

2.3　Hodgkin-Huxley 方程

1952 年，Hodgkin 和 Huxley 将电压钳实验应用于枪乌贼巨突神经纤维细胞，通过获得的实验数据建立了一个四维非线性微分方程系统的数学模型，可以准确地描述神经元细胞膜上电压与电流的变化过程，合理地解释实验结果[5]。该模型后来被称为 Hodgkin-Huxley 模型，简称 H-H 模型或 H-H 方程。Hodgkin 和 Huxley 这一突破性的成果为后续其他类型细胞，包括心肌细胞电活动的建模、仿真和定量研究奠定了重要基础，成为电生理研究的里程碑，开创了利用数学模型研究生命活动规律的先河。1961 年因这一卓越的贡献，两位科学家获得了诺贝尔生理学或医学奖。

图 2.3.1 为 H-H 模型对应的等效电路，可见流经细胞膜的总电流 I_m 包括细胞膜电容电流和总的离子电流两大部分：

$$I_m = C_m \frac{dV_m}{dt} + \sum I_i$$

其中，V_m 代表膜电位，C_m 为膜电容，$\sum I_i$ 为门控通道 Na^+ 电流 I_{Na}、K^+ 电流 I_K 及非门控通道的漏电流 I_L 之和。

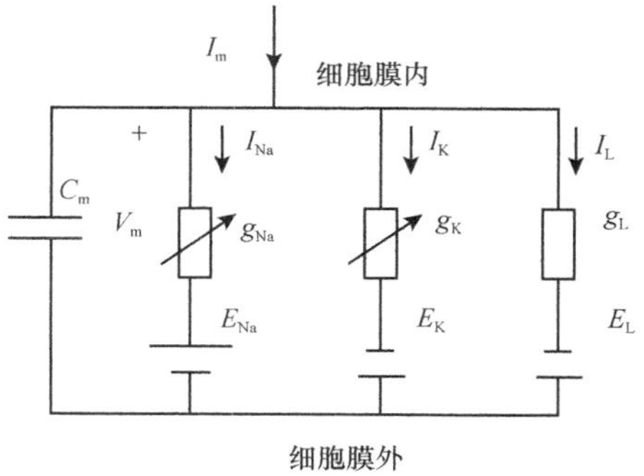

根据实验数据分析，I_{Na}、I_K 和 I_L 之间没有耦合作用，因此，

图 2.3.1　Hodgkin-Huxley 模型的等效电路

$$I_{Na} = g_{Na} \cdot (V_m - E_{Na})$$

$$I_K = g_K \cdot (V_m - E_K)$$

$$I_L = g_L \cdot (V_m - E_L)$$

其中，E_{Na} 和 E_K 为 Na^+ 和 K^+ 的 Nernst 平衡电位，E_L 为构成漏电流离子的平衡电位。g_{Na} 和 g_K 分别代表 Na^+ 和 K^+ 的通道电导，由于为电压门控通道，因此它们会随跨膜电压而变化。g_L 为漏电流离子对应的非门控通道的电导，为一个常量。

由于 K^+ 通道只有激活和关闭的电压门控状态，因此 H-H 模型中引入激活门控因子 n 来表征 K^+ 通道的通透程度。于是，

$$g_K = g_{K(max)} n(t)^4$$

$$\frac{dn}{dt} = \alpha_n (1-n) - \beta_n n$$

其中，$g_{K(max)}$ 为 K^+ 通道的最大电导，为常量。系数 α_n 和 β_n 为速率常数（rate constant），是膜电位的函数。于是，根据上式，当 $n=1$ 时，K^+ 通道完全开放允许最大电流流过，当 $n=0$ 时，通道完全关闭阻止离子通过。

设 τ_n 为时间常数（time constant），表示为

$$\tau_n = \frac{1}{\alpha_n + \beta_n}$$

当 n 达到稳态即 $\frac{dn}{dt} = 0$ 时，有

$$n_\infty = \frac{\alpha_n}{\alpha_n + \beta_n}$$

τ_n 和 n_∞ 可依据实验测量得到，在此基础上采用拟合的方法进一步确定出 α_n 和 β_n 的表达式，它们均是膜电位的函数。于是，根据上述关系式可首先求得不同膜电位下的门控因子 n，继而获得通道电导和跨膜电流。

根据以上关系式可见，门控因子 n 也可表示为

$$\frac{\mathrm{d}n}{\mathrm{d}t} = \frac{n_\infty - n}{\tau_n}$$

同理，H-H 模型确定了 Na^+ 的电导。但是，不同于 K^+ 通道，Na^+ 通道不仅有激活和关闭状态，还有失活特性，因此 H-H 模型中引入了两个门控因子，即激活门控因子 m 和失活门控因子 h 来表征 Na^+ 通道的通透程度：

$$g_{Na} = g_{Na(max)} m(t)^3 h(t)$$

$$\frac{\mathrm{d}m}{\mathrm{d}t} = \frac{m_\infty - m}{\tau_m}$$

$$\frac{\mathrm{d}h}{\mathrm{d}t} = \frac{h_\infty - h}{\tau_h}$$

其中，$g_{Na(max)}$ 为 Na^+ 通道的最大电导。m_∞ 和 h_∞ 分别代表 m 和 h 的稳态值，τ_m 和 τ_h 为对应的时间常数，它们仅是膜电位的函数。

综上所述，可以通过求解上述一系列方程得到膜电位和各个膜电流随时间的变化，并同时确定电位与电流间的定量关系，这为通过工程技术手段揭示医学-生理学问题提供了可能，因此具有划时代的意义。

2.4　心肌细胞的电生理模型

H-H 模型仅反映了细胞膜上 Na^+ 电流和 K^+ 电流等几个重要的电流，模型相对简单。随着实验技术水平的不断提高，越来越多的电流被发现，因此，在 H-H 模型的基础上相继出现了可精细刻画各种离子电流及钙动力学活动的模型，同时模型也从神经细胞拓展到心肌细胞等其他领域。

2.4.1　离子通道的动力学模型

最早的心肌细胞动作电位离子通道模型是英国牛津大学 Denis Noble 等在1962 年建立的浦肯野纤维的动作电位模型[6]。之后，随着 20 世纪 60 年代电压钳技术的应用，根据获得的实验数据 McAllister 等提出了浦肯野纤维的动作电位模型[7]；Beeler 和 Reuter 发表了哺乳类动物心室肌细胞电活动模型，简称 B-R 模型[8]。随着 20 世纪 80 年代单细胞和单通道记录技术的发展，克服了电压钳测量技术的限制，细胞内外离子环境可以被控制。而且，单通道记录的数据提供了定量描述通道动力学和膜离子电流的基础。于是，在 1985 年 DiFrancesco 和 Noble

基于可利用的单细胞单通道数据发展了浦肯野纤维的动作电位模型[9]，并先后建立了窦房结细胞[10]、心房细胞[11]和哺乳动物豚鼠的心室肌细胞[12]模型。之后随着实验数据的不断增加和计算机的发展，模型内容也在不断丰富和完善。表 2.4.1列出了 20 世纪 90 年代之后出现的一些有代表性的心室肌、心房肌和窦房结细胞模型。

表 2.4.1　常用哺乳动物离子通道动力学模型

心室肌		心房肌		窦房结	
模型	物种	模型	物种	模型	物种
Luo-Rudy[13]	豚鼠	Earm-Noble[29]	兔	Demir[34]	兔
Nordin[14]	豚鼠	Lindblad[30]	兔	Dokos[35]	兔
Luo-Rudy[15]	豚鼠	Courtemanche[31]	人	Demir[36]	兔
Noble[16]	豚鼠	Nygren[32]	人	Zhang[37]	兔
Priebe-Beuckelmann[17]	人	Ramirez[33]	犬	Kurata[38]	兔
Winslow[18]	犬			Sarai[39]	兔
Pandit[19]	小鼠			Lovell[40]	兔
Puglisi-Bers[20]	兔			Matsev-Lakatta[41]	兔
Bernus[21]	人				
Matsuoka[22]	豚鼠				
Bondarenko[23]	小鼠				
Shannon[24]	兔				
Ten Tusscher[25]	人				
Iyer[26]	人				
Hund-Rudy[27]	犬				
Benson[28]	犬				

　　相对于 20 世纪 90 年代之前而言，这些模型更加精确地描述了心肌细胞跨膜电位和跨膜离子电流的运动，实现了细胞的区室化，区分了肌质网、连接和非连接的肌质网，以及 Ca^{2+} 诱发的 Ca^{2+} 释放过程。另外，描述了离子浓度的变化，引入了诸如泵电流和离子交换电流等成分。因此，模型参数多、计算量大。例如，Luo-Rudy94[15]模型和 Noble98[16]模型描述的离子电流有 10 余种，涉及的微分方程近 30 个。

　　离子模型的多样性反映了动作电位因细胞类型、物种类型的差异表现出不同性质这一特点。例如，窦房结细胞和浦肯野纤维细胞因有离子电流 I_f 的存在而表现出自律性。心室肌细胞延迟整流 K^+ 通道电流在心内膜、心外膜和细胞中层中分布密度不均匀等因素的存在，使动作电位时程明显不同，形成跨室壁离散度，成为产生心律失常的一个潜在因素。

离子通道的动力学模型是在 H-H 模型的基础上发展而来的，它以各种离子通道和离子泵模型为基础，通过细胞膜将细胞内环境和细胞外环境分割开来，将其等效为一组一阶微分方程描述的电路，用以刻画细胞膜动作电位随时间的变化，以及所有离子通道和离子泵随时间和膜电压开放、关闭产生离子流的总体变化过程。如图 2.4.1 所示，细胞膜的电学特性可用并联等效电路来描述，膜上流经的总电流分为三类，即流经电压门控离子通道形成的电流、非门控通道形成的背景电流及离子交换电流和泵电流。

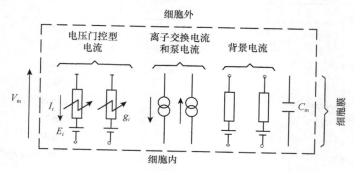

图 2.4.1　细胞膜并联电路模型

I_i，流经某离子通道的电流；E_i，该离子的平衡电位；g_i，该离子通道的电导；V_m，膜电位；C_m，膜电容

离子通道动力学模型的建立通常基于分子细胞生物学家提供的电生理实验数据，以及离子通道蛋白的动力学特性。这不仅需要考虑蛋白质的功能和结构，还要考虑蛋白质状态转变所受内环境的影响等因素。图 2.4.2 所示的 Noble 心室肌细胞模型[16]可以帮助了解这类模型的构成和方程的基本形式。Noble 心室肌细胞模型包含的主要电流多达 10 余种，包括细胞膜上的各种离子电流及胞内肌质网上的 Ca^{2+} 电流。肌质网是调控心肌细胞钙稳态、蛋白质合成和细胞凋亡的重要亚细胞器。

按并联电导模型分类，图 2.4.2 涉及的电压门控离子通道电流主要包括快速 Na^+ 通道电流（I_{Na}）、L 型 Ca^{2+} 通道电流（I_{CaL}）、快激活延迟整流 K^+ 通道电流（I_{Kr}）、慢激活延迟整流 K^+ 通道电流（I_{Ks}）、内向整流 K^+ 电流（I_{K1}）、瞬时外向型 K^+ 电流（I_{to}）、ATP 激活 K^+ 电流[$I_{K(ATP)}$]、从非连接肌质网（NSR）转入连接肌质网（JSR）中的钙电流（I_{tr}）、从 JSR 释放到肌质中的钙电流（I_{rel}）；背景电流包括背景钠电流（$I_{b,Na}$）、背景钙电流（$I_{b,Ca}$）及平台钾电流（$I_{b,K}$）。离子交换电流和泵电流包括从肌质摄入到 NSR 中的钙电流（I_{up}）、Na^+-Ca^{2+} 交换电流（I_{NaCa}）及钠-钾泵电流（I_{NaK}）。

与 H-H 模型类似，并联电导模型总的跨膜离子电流 I_m 为

$$I_m = C_m \frac{dV_m}{dt} + \sum I_i$$

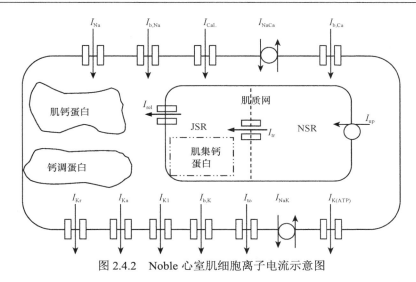

图 2.4.2　Noble 心室肌细胞离子电流示意图

其中，V_m 代表膜电位，C_m 为膜电容，I_i 为流经某离子通道的电流或离子交换电流和泵电流。

1. 电压门控离子通道电流　该类离子通道的模型与 H-H 模型的形式类似。模型的构建通常需要通过蛋白质的分布和动力学数据来设定通道的开放和关闭状态；基于通道对电压、温度、药物浓度等的敏感性来设定状态转变的速率；依据状态转换的过程，用一阶微分方程来描述离子通道开放状态的变化概率。例如，依据图 2.4.3（a）所示的离子通道门控变量 x 的激活实验数据得到模型曲线，用（b）所示的微分方程来描述该门控变量的动力学行为，其中 α_x 和 β_x 分别描述了通道从关闭到开放的速率和从开放到关闭的速率。对大多数通道而言这些速率是膜电位的函数。

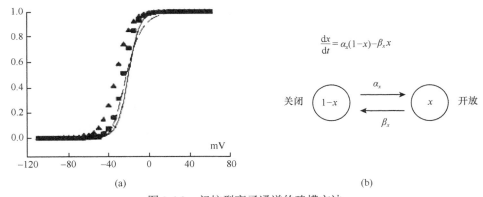

$$\frac{\mathrm{d}x}{\mathrm{d}t} = \alpha_x(1-x) - \beta_x x$$

（a）　　　　　　　　　　　　　　　　　（b）

图 2.4.3　门控型离子通道的建模方法

通常一些离子通道涉及多个门控变量（x_1，$x_2\cdots$），所以依据上述方法并结合离子通道具体的门控特性可得到描述这些通道门控变量的一组微分方程：

$$\frac{\mathrm{d}x_1}{\mathrm{d}t} = \alpha_{x_1}(1-x_1) - \beta_{x_1}x_1$$

$$\frac{\mathrm{d}x_2}{\mathrm{d}t} = \alpha_{x_2}(1-x_2) - \beta_{x_2}x_2$$

$$\cdots$$

门控变量的取值在 0～1。如果值为 0，说明所有通道处于关闭状态；如果值为 1，说明所有通道是开放的。

于是可进一步得到该离子通道的电导 g_i。由于 g_i 反映了细胞膜对该种离子的通透性，与通道的激活状态和失活状态有关，因此有

$$g_i = g_{\max} x_1^a x_2^b \cdots$$

其中，$g_{\max}$ 为通道全开放时的最大电导，a、b…反映了门控变量的权重系数，通常为大于 1 的整数。

根据欧姆定律，对于某电压门控型离子通道，t 时刻流经的电流 I_i 可表示为

$$I_i = g_i(V_{\mathrm{m}}, t)(V_{\mathrm{m}} - E_i)$$

其中，E_i 代表该离子的平衡电位。例如，对于 Na^+ 通道，g_i 即替换为 g_{Na}，E_i 即替换为 E_{Na}。

根据 H-H 模型，门控变量也可表示为以下形式的微分方程：

$$\frac{\mathrm{d}x}{\mathrm{d}t} = \frac{x_\infty - x}{\tau_x}$$

其中，x_∞ 代表 x 的稳态值，τ_x 为时间常数。它们都是膜电位的函数。通过电压钳实验可获得这些参数值以建立门控变量的模型。

2. 背景电流 即漏电流，是离子流经非门控通道时形成的电流，故其电导值恒定不变。该类电流的表达式相对较为简单：

$$I_{b,i} = g_{b,i}(V_{\mathrm{m}} - E_i)$$

其中，$g_{b,i}$ 代表离子通道 i 的电导，为一个常数。

3. 离子交换电流和泵电流 细胞膜内外 Na^+、K^+ 浓度梯度的维持主要靠钠-钾泵。泵将 3 个 Na^+ 排出细胞外，同时带入 2 个 K^+，因此产生外向电流。人们曾提出很多钠-钾泵电流的公式，但形式基本相同：

$$I_{NaK} = f(V_{\mathrm{m}}, [Na^+]_o) \left[[Na^+]_i^n / ([Na^+]_i^n + [K_{m,Nai}]^n) \right] \left[[K^+]_o^m / ([K^+]_o^m + [K_{m,Ko}]^m) \right]$$

其中，函数 f 代表 I_{NaK} 与膜电位和细胞外 Na^+ 浓度间的关系，$[K_{m,Nai}]$ 和 $[K_{m,Ko}]$ 表示 Na^+、K^+ 在半激活状态时的浓度，m、n 为整常数。不同的模型 m、n、f 具有不同的取值。Noble 模型中，$n = m = 1$，f 与膜电位和细胞外 Na^+ 浓度无关。Luo-Rudy 模型中，$n = 1.5$，$m = 1$，f 与膜电位和细胞外 Na^+ 浓度均有关系。

Na^+-Ca^{2+} 交换电流主要维持细胞内外 Ca^{2+} 的浓度梯度。它将 3 个 Na^+ 带入细胞内，同时排出 1 个 Ca^{2+}，因此产生内向电流。Noble 模型中 Na^+-Ca^{2+} 交换电流为

$$I_{NaCa} = k_{Na, Ca}[e^{rV_m / (RT/F)} [Na^+]_i^3 [Ca^{2+}]_o - e^{-(1-r) V_m / (RT/F)} [Na^+]_o^3 [Ca^{2+}]_i] /$$
$$[1 + d_{NaCa} ([Na^+]_i^3 [Ca^{2+}]_o + [Na^+]_o^3 [Ca^{2+}]_i)]$$

其中，$k_{Na, Ca}$ 代表电流密度；r 为常数，表示电场能量势垒的形状和位置；R 为摩尔气体常数；F 为法拉第常数；T 为绝对温度；d_{NaCa} 为常数。Luo-Rudy 模型在 Noble 模型的基础上对上述公式做了调整：

$$I_{NaCa} = k_{Na, Ca}[1/([K_{m, Na}]^3 + [Na^+]_o^3)][1/([K_{m, Ca}] + [Ca^{2+}]_o)]\{1/[1 + k_{sat}e^{(\eta-1) V_m F / (RT)}]\}$$
$$[e^{\eta V_m F / (RT)} [Na^+]_i^3 [Ca^{2+}]_o - e^{(\eta-1) V_m F / (RT)} [Na^+]_o^3 [Ca^{2+}]_i]$$

其中，k_{sat} 和 η 为常数，$[K_{m, Na}]$ 和 $[K_{m, Ca}]$ 分别表示 Na^+ 和 Ca^{2+} 在半激活状态时的浓度。

4. 细胞内 Ca^{2+} 动力学过程的描述　心肌细胞电生理活动除了膜上的离子通道以外，最重要的就是细胞内的钙循环机制。心室的主要功能是产生心脏收缩，将血液泵出心脏维持血液循环。心室肌细胞的收缩功能由动作电位产生的兴奋-收缩偶联引起，Ca^{2+} 直接参与了这一过程，可以说 Ca^{2+} 是心肌细胞兴奋-收缩偶联的调制器。

细胞内（约 0.000 12mmol/L）、细胞外（约 2mmol/L）Ca^{2+} 浓度差导致动作电位除极相有 Ca^{2+} 的流入，诱发了肌质网（sarcoplasmic reticulum，SR）中 Ca^{2+} 从 JSR 的释放，即 Ca^{2+} 诱发的 Ca^{2+} 释放（Ca^{2+}-induced Ca^{2+} release，CICR），产生电流 I_{rel}，使细胞内 Ca^{2+} 浓度升高。但由于 I_{up} 将一部分 Ca^{2+} 重新摄入 NSR，一部分通过 Na^+-Ca^{2+} 交换的过程将 Ca^{2+} 排出细胞外，另一部分储存在肌钙蛋白（troponin）和钙调蛋白（calmodulin）中，因此，细胞内 Ca^{2+} 浓度的升高是瞬时的。

SR 约占细胞总容量的 6%，NSR 占 SR 的 90%，JSR 占 10%。DiFrancesco-Noble 模型中 I_{up} 的表达式为

$$I_{up} = 3([Ca^{2+}]_i - 0.23[Ca^{2+}]_{NSR} k_{cyca}k_{xcs}/k_{srca}) / [([Ca^{2+}]_i + [Ca^{2+}]_{NSR}) k_{cyca}k_{xcs}/k_{srca} + k_{cyca}k_{xcs} + k_{cyca}]$$

其中，k_{cyca}、k_{srca}、k_{xcs} 分别代表在细胞液一侧、SR 一侧 Ca^{2+} 位于 SR 泵处的浓度及由 NSR 转运到 JSR 的浓度。

Luo-Rudy 模型中：

$$I_{up} = I_{upmax}[[Ca^{2+}]_i / ([Ca^{2+}]_i + [K_{m, up}])]$$

其中，I_{upmax} 为 NSR 所能摄入的最大 Ca^{2+} 电流；$[K_{m, up}]$ 代表 NSR 摄入电流达到一半时 $[Ca^{2+}]_i$ 的浓度。

对 NSR 转入到 JSR 中的电流（I_{tr}），Noble 模型和 Luo-Rudy 模型具有相同的表述形式：

$$I_{tr} = ([Ca^{2+}]_{NSR} - [Ca^{2+}]_{JSR}) / \tau_{tr}$$

其中，$[Ca^{2+}]_{NSR}$ 和 $[Ca^{2+}]_{JSR}$ 分别代表 NSR 和 JSR 中 Ca^{2+} 的浓度；τ_{tr} 为 Ca^{2+} 从 NSR

转入 JSR 时的时间常数。Noble 模型中，$\tau_{tr} = 200ms$；Luo-Rudy 模型中 $\tau_{tr} = 180ms$。

由于 Ca^{2+} 从 JSR 中的释放速率与 CICR 过程有关，因此，电流 I_{rel} 的通式为

$$I_{rel} = A_{rel}（[Ca^{2+}]_i, t）（[Ca^{2+}]_{JSR} - [Ca^{2+}]_i）$$

其中，A_{rel} 为 Ca^{2+} 的释放速率，与 $[Ca^{2+}]_i$ 浓度和时间有关。Noble 模型模拟了基本的 CICR 过程，其 A_{rel} 的表达式为

$$A_{rel} = （1/\tau_{rel}）[[Ca^{2+}]_i^r / （[Ca^{2+}]^r + [K_{m, rel}]）]$$

其中，$1/\tau_{rel}$ 代表最大的释放速率，r 为结合到释放点处的 Ca^{2+} 量，此处 $r = 2$，$K_{m, rel}$ 为释放速率达到一半时 $[Ca^{2+}]_i$ 的浓度。Luo-Rudy 模型将 $A_{rel}（[Ca^{2+}]_i, t）$ 函数中 $[Ca^{2+}]_i$ 项与时间项分开考虑，认为前者是由除极后 2ms 内进入细胞的 Ca^{2+} 量（$[Ca^{2+}]_{i, 2}$）与阈值（$[Ca^{2+}]_{i, th}$）之差决定的，后者取决于代表释放过程的激活（τ_{on}）和去活（τ_{off}）的时间常数。因此：

$$A_{rel} = A_{rel, max}[（[Ca^{2+}]_{i, 2} - [Ca^{2+}]_{i, th}） / （[Ca^{2+}]_{i, 2} - [Ca^{2+}]_{i, th} + [K_{m, rel}]）]（1 - e^{-t/\tau_{on}}）e^{-t/\tau_{off}}$$

其中，$A_{rel, max}$ 为 Ca^{2+} 释放的最大速率。

为便于模型的验证和使用，目前有网站提供了一些离子通道模型的源代码或仿真情况，表 2.4.2 给出了常见网址供参考。

表 2.4.2　一些模型的网址

源代码	网址
按 CellML 格式编写的模型	http://www.cellml.org
Rudy 研究组（C++，Matlab）	http://rudylab.wustl.edu
Winslow 研究组（C++，Fortran）	http://www.bme.jhu.edu
Kyoto 模型	http://www.kyoto-u.ac.jp/simulation
Grandi 人心房肌模型（Matlab）	http://somapp.ucdmc.ucdavis.edu/pharmacology/bers
Voigt-heijman 人心房肌模型（C++）	http://www.uni-due.de/pharmakologie
生物动力学仿真（Java）	http://www.sim-bio.org
ModelDB 库中的模型	http://senselab.med.yale.edu/Model DB
LabHEART 中的模型	http://www.labheart.org

目前最新的细胞模型精细水平还在不断提高。新的模型可以计算药物与受体之间的交互，以及基因改变导致的通道蛋白变构等影响因素。

2.4.2　离子通道的简化模型

离子通道的动力学模型详细刻画了细胞膜上分布的不同离子电流、泵电流、离子交换电流及细胞肌质网 Ca^{2+} 的动力学活动，因此，基于这类模型的仿真研究可以揭示每种离子的动力学行为及其与心肌组织电活动的关系，再现从离子通道的亚细胞水平直至整个心脏的生理功能和活动过程。但是，由于涉及的方程和参

数众多，模型解算的耗时长。所以，在一些主要侧重于宏观电活动行为的研究中，人们也提出了一些简化模型[42]。

1946 年，Wiener 等率先建立了细胞动作电位的简化模型。这种模型中，细胞被分为三个状态，即激活、不应期和静息态，分别代表动作电位的除极、复极和静息三个不同的时相。该模型假定在没有电兴奋传导时，细胞维持静息状态。当某个细胞除极后，由于电紧张的作用使邻近细胞除极并产生兴奋波的传导，以一定速度从已激活的细胞传导至静息态的细胞。细胞除极后将会维持一定时间的不应期。因此，Wiener-Rosenblueth 模型仅反映了细胞兴奋传导的过程，没有包括动作电位产生中各离子通道的生物物理特性。

另外一类动作电位的简化模型由 Richard FitzHugn 和 J. Nagumo 等提出。FitzHugn-Nagumo 模型（简称 FHN 模型）[43]将膜电位（V_m）视为在外界刺激（I_{ext}）作用下产生的一个脉冲（spike），即一个短暂、非线性的电位提高，随之是一个缓慢、线性的恢复。如果用变量 w 描述恢复过程，则 FHN 模型的形式如下：

$$\frac{dV_m}{dt} = V_m - \frac{V_m^{\,3}}{3} - w + I_{ext}$$

$$c\frac{dw}{dt} = V_m + a - bw$$

图 2.4.4 是 FHN 模型在 $a = 0.7$，$b = 0.8$，$c = 12.5$，$I_{ext} = 0.5$ 的条件下产生的动作电位。

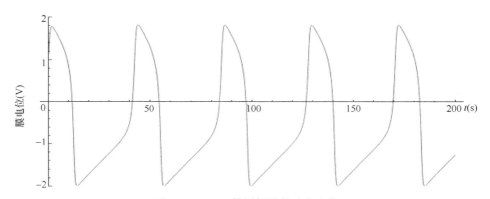

图 2.4.4 FHN 模型描述的动作电位

由此可见，无论是 Wiener-Rosenblueth 模型还是 FitzHugn-Nagumo 模型都未详细描述膜电位变化过程中不同离子通道的动态特性，但其模型结构简单，所包含的生理参数较少。由于其计算量小，因此，在心肌细胞电兴奋传导特性的研究中仍被经常使用[24]。

2.5　离子通道动力学模型的解算

离子通道动力学模型的数值解算是运用计算机强大的计算能力进行电生理仿真首先需要面临的问题。当纯粹从数学角度看细胞模型的时候，可以发现它就是一个非线性常微分方程（ordinary differential equation，简称 ODE）组。其中方程的数目是由模型定义变量的个数决定的。这样求解就转变为已知初值，求解方程组的问题了。

2.5.1　前向 Euler 法

由 Noble 心室肌细胞模型可知，单细胞离子通道动力学模型的数学表达式属于初值问题的常微分方程。由于一些工作肌细胞，如心房肌细胞和心室肌细胞往往还涉及外部刺激电流，其膜电位和离子电流间的关系根据并联电导模型可归结为如下通式：

$$\frac{\mathrm{d}V_{\mathrm{m}}}{\mathrm{d}t} = -\frac{I_{\mathrm{ion}} + I_{\mathrm{st}}}{C_{\mathrm{m}}}$$

$$\frac{\mathrm{d}x}{\mathrm{d}t} = \alpha_x(1-x) - \beta_x x$$

$$\frac{\mathrm{d}[S]}{\mathrm{d}t} = f(I_{\mathrm{S}}, V_{\mathrm{m}}, S)$$

其中，V_{m} 表示单细胞膜电位；C_{m} 代表膜电容；I_{st} 代表外界施加的刺激电流；I_{ion} 为门控通道电流、背景电流、离子交换电流和泵电流的总和。门控通道的电流受相应门控变量（x）的调控，α_x 和 β_x 反映了通道的激活状态与失活状态，是仅与 V_{m} 相关的函数；离子浓度（S）的导数反映了该离子随时间的变化，I_{S} 则是与离子浓度相关的电流。

由此可见，上述模型无论是 V_{m}、x 还是 S 都是时间的一阶导数，其数学表达式属于初值问题的常微分方程。欧拉方法（Euler method）是解决常微分方程数值积分最基本的一种显型方法[44]，用以对给定初值的常微分方程求解，因此采用 Euler 法解算单细胞模型最为简便。

设时间步长为 Δt，根据前向 Euler 法待求变量在 $t + \Delta t$ 时刻的值可按以下关系式计算：

$$V_{\mathrm{m}}^{\ t+\Delta t} = V_{\mathrm{m}}^t - \frac{I_{ion}^t + I_{\mathrm{st}}}{C_{\mathrm{m}}} \times \Delta t$$

$$x^{t+\Delta t} = x^t + [\alpha_x^t(1-x^t) - \beta_x^t x^t] \times \Delta t$$

$$S^{t+\Delta t} = S^t + f(I_S^t, V_m^t, S^t) \times \Delta t$$

由于 V、x 和 S 的初始值已知，因此可按上式逐步计算出各变量在不同时刻的数值解。

2.5.2　非标准的有限差分法

常微分方程组的刚性度是影响计算效率的主要因素，离散计算的步长选择要以稳定性和收敛性为要求。对于常微分方程组，一般不是每一个方程都有很大的刚性度，或者说在求解的区间范围内只有某个阶段的刚性度比较大。非标准有限差分方法的思路就是寻找方程组中刚性度比较小的部分，尽量使用精确解的迭代求解，从而降低微分方程组整体的刚性度，提高计算效率。

细胞模型的门控方程可以用精确解的迭代公式表达。假定在时间步长 Δt 内，除 x 外其余变量的值均恒定，则按照一阶线性非奇次方程的解析解，其通式可写为

$$x(t) = e^{-\int(\alpha_x + \beta_x)dt}\left[\int \alpha_x e^{\int(\alpha_x + \beta_x)dt}dt + W\right]$$

其中，W 为待定系数，可利用初始值计算得到。

于是，x 在 $t+\Delta t$ 时刻的数值解为

$$x^{t+\Delta t} = \frac{\alpha_x^t}{\alpha_x^t + \beta_x^t} + \left(x^t - \frac{\alpha_x^t}{\alpha_x^t + \beta_x^t}\right)e^{-(\alpha_x^t + \beta_x^t)\Delta t}$$

由于

$$\tau_x = \frac{1}{\alpha_x + \beta_x}, \quad x_\infty = \frac{\alpha_x}{\alpha_x + \beta_x}$$

于是，x 在 $t+\Delta t$ 时刻的数值解也可用下式计算：

$$x^{t+\Delta t} = x_\infty^t + (x^t - x_\infty^t)e^{-\Delta t/\tau_x^t}$$

模型解算时首先根据初始值，按照上式求解各门控变量在 $t+\Delta t$ 时刻的值，并根据电流表达式求出各离子电流、总电流；然后可根据 Euler 法计算膜电位和离子浓度。重复以上过程可得到膜电位在不同时刻的数值解。

利用以上方法可将求解方程组的问题简化为只用求解膜电位和 Ca^{2+} 浓度的微分方程，系统的刚性度被降低了，允许更大的步长。此外，由于 x_∞ 和 τ_x 仅为膜电位的函数，所以为提高运算效率，可以预先计算出它们的值，然后采用查找表的方法计算其他变量[45]。

除以上两种算法外，单细胞模型的解算还可采用龙格-库塔（Runge-Kutta）法或隐式方法[46]。

2.5.3　时间步长的自适应

为提高细胞模型的解算速度，在上述算法的基础上可进一步采用时间步长的自适应方法，如通过检测细胞膜电位随时间的变化率来调整时间步长，膜电位变化越快，时间步长应取得越短，反之，膜电位变化越慢，时间步长可适度延长。

以解算 LR91 心室细胞离子通道模型为例。假设最小时间步长 $\Delta t_{min} = 0.005\text{ms}$，最大时间步长 Δt_{max} 为一个固定的步长 Δt，则自适应时间步长可取为

$$dt = \frac{\Delta t}{k} = \frac{\Delta t}{k_0 + \text{int}(dV_m / dt)}$$

其中，k 为正整数，k_0 为其初值。如果 $dV_m/dt > 0$，$k_0 = 5$，否则 $k_0 = 1$，这样可保证动作电位的前沿不受损失。如果 $k > \text{int}(\Delta t/\Delta t_{min})$，则 $k = \text{int}(\Delta t/\Delta t_{min})$，于是实际步长会根据膜电位的变化率在 $\Delta t_{min} \sim \Delta t$ 自动调整。

2.6　单细胞电生理特性的定量分析

心肌细胞模型的建立不仅可以再现实验结果，也可以用于指导实验研究，揭示一些生理、病理和药理现象及其机制。

2.6.1　刺激电流强度与脉宽

细胞动作电位的产生与施加的脉冲刺激强度和宽度有关。只有在刺激强度和宽度足够大时，细胞才能够兴奋并除极。离子通道动力学模型可反映出细胞的这种电生理特性，并测算出刺激强度和刺激时间之间的关系[42]。

图 2.6.1 为经过适当组合外部刺激电流强度和宽度得到的 Noble91 心室肌细胞模型的强度-时间关系曲线（strength-duration curve）。曲线的右上部分为可兴奋区，左下部分为不可兴奋区。可见脉冲宽度越窄，细胞除极所需要的刺激强度越大。当刺激强度小于基强度（rheobase）时，无论刺激脉宽多大，也无法产生动作电位。当刺激强度为基强度的 2 倍时，能将细胞兴奋的最短刺激时间定义为时值（chronaxie）。

已知，在静息状态下，细胞膜可等效为膜电阻 R 和膜电容 C_m 的并联网络。于是，其通式可写为

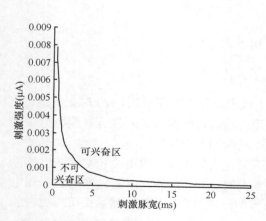

图 2.6.1　Noble91 心室肌细胞模型的强度-时间
关系曲线

$$\Delta V_{\mathrm{m}} = I_{\mathrm{strength}} R(1 - e^{-\mathrm{duration}/\tau})$$

其中，V_{m} 代表膜电位，I_{strength} 指刺激电流强度，duration 指刺激脉宽，τ 指电容的充放电时间，$\tau = RC_{\mathrm{m}}$。

为使细胞兴奋，必须在刺激结束时使膜电位高于阈值。因此，上式应满足：

$$I_{\mathrm{strength}} = \frac{V_{\mathrm{thr}} / R}{1 - e^{-\mathrm{duration}/\tau}}$$

其中，V_{thr} 为细胞膜的阈电位。

基强度是指脉冲宽度趋于无穷大时的电流强度，即 V_{thr} / R。

于是根据定义，时值 T_{c} 可由以下方程计算得到：

$$2\left(\frac{V_{\mathrm{thr}}}{R}\right) = \frac{V_{\mathrm{thr}} / R}{1 - e^{-T_{\mathrm{c}}/\tau}}$$

因此，$e^{-T_{\mathrm{c}}/\tau} = 0.5$，故 $T_{\mathrm{c}} = 0.693\tau$。

图 2.6.1 的强度-时间关系曲线指数表达式为

$$I_{\mathrm{strength}} = 7.4 \times 10^{-5} / (1 - e^{-\mathrm{duration}/40.2}) \quad (\mu A)$$

可见模型的 $\tau = 40.2\mathrm{ms}$。由于膜电容 C_{m} 为 $0.000\,098\mu\mathrm{F}$，故膜电阻 $R = 410\mathrm{M}\Omega$。

于是，该细胞膜的兴奋阈值 $V_{\mathrm{thr}} = 7.4 \times 10^{-5}\mu\mathrm{A} \times 410\mathrm{M}\Omega = 30.3\mathrm{mV}$。由于 I_{strength} 是内向型电流，实际取值为负，故实际的细胞膜兴奋阈值 V_{thr} 为 $-30.3\mathrm{mV}$。

时值 $T_{\mathrm{c}} = 0.693\tau = 27.9\mathrm{ms}$。实验证明，低于阈值的刺激不能诱发动作电位，等于或大于阈值的刺激引起的动作电位对同一种细胞而言具有相同的变化规律，即具有生理学上的全或无现象。

2.6.2　动作电位及离子电流

根据强度-时间关系曲线，选择强度为 $0.002\,9\mu\mathrm{A}$，宽度 2ms 的矩形脉冲电流施加于单细胞，得到不同细胞外 K^+ 浓度（$[K^+]_o = 3.0\mathrm{mmol/L}$、$4.0\mathrm{mmol/L}$、$5.4\mathrm{mmol/L}$ 和 $7.0\mathrm{mmol/L}$）下的动作电位及主要离子通道电流和 Ca^{2+} 浓度的动态变化曲线，如图 2.6.2 所示，包括快激活的 Na^+ 电流（I_{Na}）、延迟整流 K^+ 电流（I_{K}）、内向整流 K^+ 电流（I_{K1}）、瞬时外向型 K^+ 电流（I_{to}）、L 型 Ca^{2+} 电流（I_{CaL}）、Na^+-Ca^{2+} 交换电流（I_{NaCa}）及 Ca^{2+} 浓度。

图 2.6.2（b）说明，I_{Na} 的动力学特性快，幅度大，是形成动作电位快速除极，即除极 0 期的主要离子电流，其开放时间仅持续 1ms 左右。之后，I_{CaL} 迅速激活[图 2.6.2（f）]，其内向型的电流特性与外向型复极化电流（I_{K}）[图 2.6.2（c）]共同作用形成动作电位的平台期。在动作电位时程的复极 2 期，I_{K} 电流幅度逐渐增大，但

在复极 3 期初始时迅速减小，说明该电流是复极 2 期内主要的复极化电流。在复极 3 期和 4 期，I_{K1} 电流[图 2.6.2（d）]明显增大，加速了动作电位的复极化进程，使细胞重新恢复到静息状态。I_{NaCa} 在动作电位除极和复极化的初期相对较小。起初它带 1 个 Ca^{2+} 进入细胞，同时排出 3 个 Na^+，形成外向型电流。在细胞复极化后期和复极化后，I_{NaCa} 幅度增大并反向，按 3:1 的比例进行 Na^+-Ca^{2+} 交换，在排出 1 个 Ca^{2+} 的同时，将 3 个 Na^+ 引入细胞，形成内向型电流，使 Ca^{2+} 浓度恢复到静息状态。

　　另外，图 2.6.2 说明细胞外 K^+ 浓度的变化对动作电位的时程、静息膜电位水平，以及主要离子电流都有一定影响。随着 $[K^+]_o$ 的升高，静息膜电位逐渐抬高，同时动作电位时程缩短，Na^+ 电流的峰值下降，但 K^+ 浓度的改变对细胞内 Ca^{2+} 浓度影响很小[图 2.6.2（h）]。

　　图 2.6.2（e）说明，瞬时外向型 K^+ 电流（I_{to}）的峰值与细胞外 K^+ 浓度的大小有关，当 $[K^+]_o$ 较低时，I_{to} 峰值较大。随 $[K^+]_o$ 的升高，I_{to} 峰值减小。

　　比较图 2.6.2 的（a）与（d）时发现，在动作电位时程到达 100ms 时 I_{K1} 开始激活，$[K^+]_o$ 越高，I_{K1} 的最大峰值越大，且出现的时间更早，当 $[K^+]_o$ 升高时，动作电位复极 3 期的复极化电流增大，促使了动作电位时程的缩短。但是，延迟整流 K^+ 电流（I_K）[图 2.6.2（c）]和 L 型 Ca^{2+} 通道电流（I_{CaL}）[图 2.6.2（f）]随着细胞外 K^+ 浓度的变化，其复极期的电流幅度差异并不明显。只是当细胞外 K^+ 浓度升高时，由于细胞膜电位出现下降的时间早，使 I_K 较早地出现去活。由此可见，在细胞复极期，内向整流 K^+ 电流（I_{K1}）的大小依赖于细胞外 K^+ 浓度，而 I_K 对细胞外 K^+ 浓度变化并不十分敏感。因此，I_{K1} 才是导致细胞外高 K^+ 时动作电位时程缩短的主要原因。

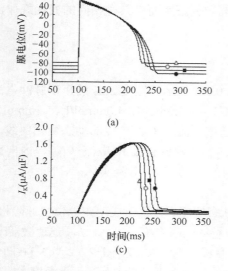

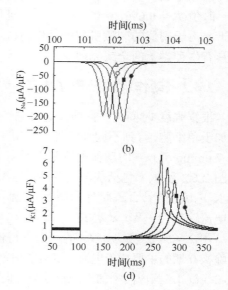

(a)

(b)

(c)

(d)

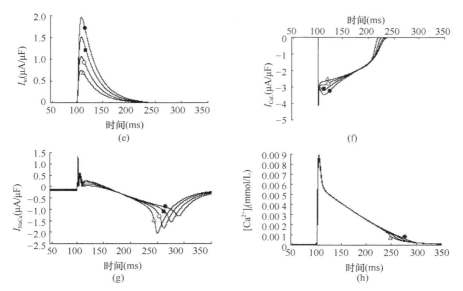

图 2.6.2　细胞外 K^+ 浓度不同时，细胞动作电位、主要离子通道电流及 Ca^{2+} 浓度的变化

●、■、○、△分别对应 $[K^+]_o$ 为 3.0mmol/L、4.0mmol/L、5.4mmol/L 和 7.0mmol/L

2.6.3　复极后不应期

对氧供良好、血供良好的心肌，其不应期与动作电位时间同时结束，两者数值基本相等。因此，动作电位持续的时间值一直被认为就是该心肌组织的不应期值。所谓复极后不应期是指在一定条件下，复极虽已充分完成，但不应期在其后仍持续存在的现象。引发复极后不应期的常见原因有急性心肌缺血、服用抗心律失常药物等，一旦心肌的不应期值超过复极持续时间，两者的差值则为复极后不应期。

从图 2.6.3 可知，复极后不应期等于有效不应期与 APD_{90} 的差值，APD_{90} 是指从心肌细胞单相动作电位的起点到复极结束总时程的 90%，而不应期值则指从前次除极动作电位的起点，一直到能再次引起新的动作电位的最短 S2 刺激的间期值。

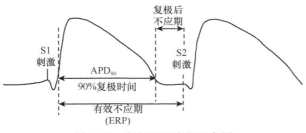

图 2.6.3　复极后不应期示意图

复极后不应期有生理性与病理性两种。生理性复极后不应期常见于两种情况，一种是房室结的生理性复极后不应期。在心脏的特殊传导系统中，房室结的不应期最长，其次为心室肌，而心房肌的不应期最短。正常房室结的不应期为 250～550ms，这意味着一次室上性激动经房室结下传后，激动能再次通过房室结下传的时间至少间隔 300ms 以上。房室结因不应期较长而能防止过快的室上性激动下传心室，形成房室结"过滤"的心室保护作用。同时，房室结的复极时间相对较短，使不应期能持续到复极结束后形成生理性复极后不应期。另一种生理性复极后不应期是冬眠动物，它们的心电图 QT 间期相对较短，提示心室的复极时间短，而此时能连续有效起搏心室肌的起搏间期相对较长，说明心室的不应期长，两者之差为冬眠动物的心室生理性复极后不应期值[47]。

病理性复极后不应期相对多见，常出现在急性心肌缺血或服用抗心律失常药物的患者，以及实验条件下的人或动物中。心肌缺血是常见的心脏疾病。缺血一方面表现为氧和底物的缺乏，另一方面由于没有充分的血流冲洗使离子和无氧代谢产物堆积于细胞外间隙，从而导致心肌代谢紊乱、多种离子电流、离子浓度异常等一系列复杂的生理变化，影响细胞的电生理特性，进而诱发心律失常。

缺血引起的主要生理变化归结为三类：$[K^+]_o$ 的蓄积、细胞缺氧对 ATP 的影响，以及细胞酸性增加后对相关离子通道的影响。表 2.6.1 给出了在 Noble91 模型基础上模拟的三种单细胞的主要电生理参数及其测量的动作电位特性参量。APD_{50} 和 APD_{90} 分别为细胞在受到刺激基础周期长度（basic cycle length，BCL）为 1000ms 的刺激后自除极开始复极化到 50% 和 90% 时的时间。有效不应期（effective refractory period，ERP）通过施加 S1S2 刺激模式测量得到。首先，通过 S1 刺激诱发动作电位，然后在该动作电位的复极期施加期前收缩 S2 刺激，逐渐增大 S1S2 间期，直至 S2 刺激诱发出有效的动作电位，此时 S1S2 的间期即为 ERP。

由表 2.6.1 可见缺血细胞具有 APD 显著缩短，动作电位 0 期最大除极速率 $(dV/dt)_{max}$ 减慢，静息膜电位（resting potential，RP）明显抬高，以及动作电位幅度（action potential amplitude，APA）降低的特点。另外，缺血细胞的 ERP 长于 APD_{90}，出现复极后不应期现象。对正常细胞，在完全复极前就已脱离不应期，而缺血细胞复极后数毫秒甚至数十毫秒才开始恢复兴奋性，缺血越严重，需要的时间也越长。

表 2.6.1　模拟的三种单细胞的主要电生理参数及其测量的动作电位特性

| | $[K^+]_o$ | 缺氧 | 酸性变化 | | | 测量值 | | | | | |
	$[K^+]_o$ (mmol/L)	ATP_i (mmol/L)	g_{Na} (μS)	g_{CaL} (μS)	$[K^+]_i$ (mmol/L)	APD_{50} (ms)	APD_{90} (ms)	$(dV/dt)_{max}$ (V/s)	RP (mV)	APA (mV)	ERP (ms)
正常	4.5	7.0	2.0	0.25	145.0	137	151	379	−91	141	147
中度缺血	9.0	3.0	1.7	0.17	137.0	72	77	248	−72	112	86
严重缺血	10.5	2.5	1.5	0.14	130.0	45	50	133	−67	87	66

图 2.6.4 给出了上述三种细胞的动作电位及 Na^+ 通道失活门控因子（h）在刺激施加后的响应，以反映细胞的兴奋状态[40]。可见对于正常细胞，在动作电位复极 39ms 后 h 便可恢复到 99%，但对于中度缺血的细胞，h 恢复到稳态值 72% 需 204ms，对于严重缺血的情况，198ms 后 h 仅达到 41%，说明缺血细胞门控因子 h 的稳态值减小，且需要更长的时间才能够逐步恢复部分兴奋性。缺血程度越严重，需要的时间也越长，且稳态值越小，从而导致了缺血细胞的低兴奋性和不应期的延长。

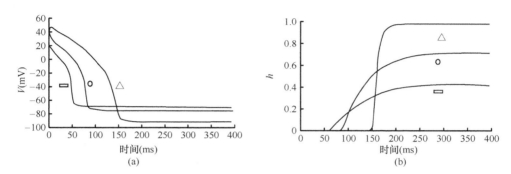

图 2.6.4 动作电位（a）及其 Na^+ 通道失活门控因子（b）

△对应正常细胞，○对应中度缺血细胞，▭对应严重缺血细胞

2.6.4 频率依赖性

心肌细胞动作电位时程（APD）随刺激频率改变的特性被称为频率的适应性（adaptation）或依赖性。正常情况下，随 BCL 的减小，APD 会随之缩短，但在诸如缺血等病理状态下，这种频率依赖性会降低。图 2.6.5 为 Noble91 心室细胞离子通道动力学模型在正常和缺血时相对不同 BCL 的动作电位，其中（a）和（b）分别对应 BCL 为 160ms 和 800ms 的情况，两幅图中长 APD 的为正常细胞，短 APD 的为缺血细胞。

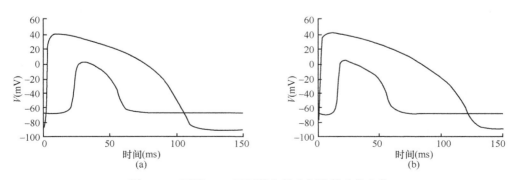

图 2.6.5 不同 BCL 下正常和缺血细胞的动作电位

可见当 BCL 从 160ms 延长至 800ms 时，正常细胞的 APD_{90} 从 112ms 延长至 136ms，而缺血细胞的 APD_{90} 仅从 48ms 变化至 50ms，说明正常细胞的频率依赖性较缺血细胞明显。为了解释这种频率依赖性的机制，图 2.6.6 给出了复极化相关的主要电流在正常和缺血及不同 BCL 下的行为，其中包括 I_{to}、I_{K1}、$I_{K（ATP）}$、I_K、I_{CaL} 和 I_{NaCa} 六种电流，因为它们在动作电位的平台期和复极期起重要的作用。图 2.6.6 中粗实线代表正常细胞，三角标记对应 BCL 为 800ms。

I_{to} 是瞬时外向型电流，主要作用于动作电位复极 1 期和复极 2 期的早期。由图 2.6.6 可见，I_{to} 具有明显的频率特性，即根据 BCL 的不同，其幅度表现出显著差异。但对正常细胞，当 BCL 减小时，I_{to} 减小，这会起到延长细胞 APD 的作用，因此，尽管 I_{to} 有频率特性，但并非是正常细胞 APD 频率依赖性产生的主要电流。

I_{K1} 是内向整流 K^+ 电流，促进细胞动作电位复极的结束，并且是细胞静息时主要的离子电流。图 2.6.6 说明，正常细胞 I_{K1} 在不同刺激频率下幅度完全相同（比较时需考虑细胞 APD 的差异，即在相同膜电位下比较电流的大小），说明 I_{K1} 对频率依赖性的形成没有贡献。

$I_{K（ATP）}$ 是 ATP 激活 K^+ 电流。正常情况下，细胞内 ATP 的电生理水平抑制了该电流的增大，但当细胞缺血时，ATP 减小，导致 K^+ 通道的大量开放，促进 $I_{K（ATP）}$ 的显著增加。由图 2.6.6 可见，正常情况下 $I_{K（ATP）}$ 幅度很小，且无频率特性，说明该电流对正常细胞频率依赖性无影响。

I_K 是延迟整流 K^+ 电流，主要作用于动作电位复极 2 期和复极 3 期的早期。图 2.6.6 示 I_K 中的箭头说明，当 BCL 缩短时，在细胞再次除极开始，由于上次激活后剩余的 I_K 电流幅度高，将使细胞复极化电流加大，从而促进细胞 APD 的缩短，这为正常细胞频率适应性的形成提供了重要的基础。

I_{CaL} 是慢激活型 Ca^{2+} 通道电流（即 L 型 Ca^{2+} 通道电流）。在动作电位 1 期和动作电位 2 期的作用较大。图 2.6.6 说明，当 BCL 缩短时，I_{CaL} 在平台后期有略微的增大。但 I_{CaL} 是一个内向型电流，幅度的增加意味着 APD 的延长而不是缩短。因此，I_{CaL} 电流对 APD 的频率特性没有贡献。

I_{NaCa} 是 Na^+-Ca^{2+} 交换电流。它的主要作用是通过将 3 个 Na^+ 带入细胞，同时排出 1 个 Ca^{2+} 以达到维持细胞静息时内外 Ca^{2+} 浓度梯度的目的。当 BCL 缩短时，由于细胞内 Ca^{2+} 和 Na^+ 的积累，如图 2.6.6 示 I_{NaCa} 在动作电位平台期的开始部分是一个略有增加的外向型电流，该电流也可促进 APD 的缩短。但是，I_{NaCa} 在平台后期很快减小并反转，成为一个相对较大的除极电流，从而限制了 I_{NaCa} 在减小 APD 中的作用。

以上分析说明当 BCL 缩短时，I_K 不完全去活导致细胞再次除极时复极化电流的增大，以及瞬时外向的 I_{NaCa} 电流增加，共同促进了 APD 的缩短，使正常细胞 APD 表现出频率依赖性。

　　显然，当 BCL 缩短，缺血细胞的动作电位在除极时刻时，I_K 电流增大的程度显著减小（正常时增加 390%，缺血时只增加 96%），从而抑制了 APD 在快刺激频率下的缩短。另外，与正常细胞除极时相比，缺血细胞 I_{NaCa} 的外向电流部分持续时间很短且没有明显的增大，而且电流反转快，变成了一个较大的除极电流。因此，呈外向的 I_K 和 I_{NaCa} 增幅相对减小，构成了 BCL 缩短时 APD 未显著缩短的基础，形成了缺血细胞频率依赖性不明显的特征。

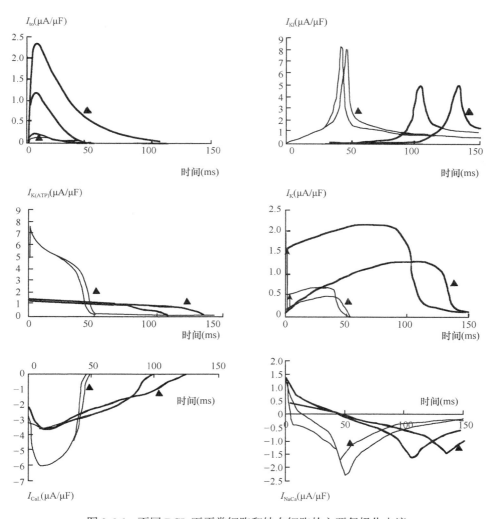

图 2.6.6　不同 BCL 下正常细胞和缺血细胞的主要复极化电流

2.6.5　文氏周期

　　心脏按正常节律跳动时，心肌细胞受到邻近细胞传来的周期性电刺激而产生动作电位，完成心脏正常的电扩布。当心律异常加快，如发生心动过速、心房/心室扑动或心房/心室颤动时，细胞不能在每一次电刺激时都兴奋，并产生动作电位，而只是对某些刺激做出有效的反应，因此，响应与刺激（response to stimulus）之比（R∶S）不再保持 1∶1 的关系，这可能导致局部电传导的失败，并降低心脏激动过程时空的组织性，造成恶性心律失常的发生。这种在心脏组织中呈周期和频率依赖性的激动失败（activation failure）被称为"文氏周期"（Wenckebach periodicity），文氏周期是最早在房室结中发现的与电传导相关的一种现象，临床心电图表现为一串搏动下 PR 间期的逐次延长，而且最后一个窦性搏动（sinus beat）无法向心室传播，引起心室漏搏。目前证实，文氏周期是单细胞的内在、固有的特性。

　　图 2.6.7 为 Luo-Rudy 心室肌细胞模型当 BCL 从 160ms 变化到 2000ms 时的响应，以及 R∶S 与 BCL 之间的关系，细胞外 K^+ 浓度取 5.4mmol/L[13]。可见随着 BCL 的降低，即刺激频率的加快，R∶S 呈单调递减趋势。快刺激频率下 R∶S 不再维持 1∶1 的关系。当 BCL 降至 880ms 以下时，每隔 1 个刺激才能成功诱发 1 个动作电位，因此 R∶S 为 1∶2。如果将 BCL 缩短至 450ms 以下，每三个刺激才能诱发一个动作电位，因此 R∶S 为 1∶3。另外，在某些 BCL 时存在 R∶S 的突变，如 R∶S 从 1∶1 变化到 1∶2 的过程中，会出现诸如 7∶8、5∶6 等状态。综上所述，随着刺激频率的加快，细胞膜兴奋性降低，越来越多的刺激得不到响应，无法产生正常的动作电位，成为心律失常的潜在诱因。进一步的理论研究发现，刺激频率加快后兴奋性降低主要是由于 I_K 的不完全失活（incomplete deactivation）所造成的。

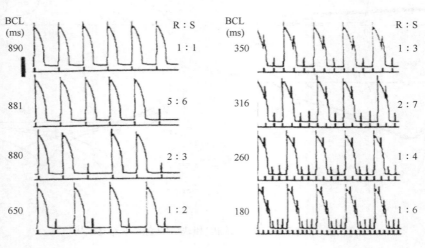

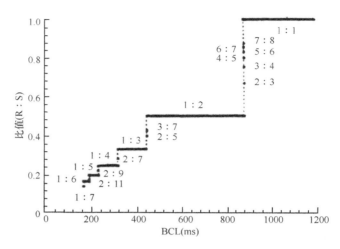

图 2.6.7　不同 BCL 下的动作电位及 R∶S 与 BCL 的关系[13]

（张　虹）

参 考 文 献

[1] 朱浩. 对心电活动建模与仿真研究的若干认识[J]. 中国医学物理学杂志, 2000, 17（1）: 26-28.

[2] Garny A, Noble D, Kohl P. Dimensionality in cardiac modeling [J]. Prog Biophys Molecul Biol, 2005, 87 （1）: 47-66.

[3] 白杰云, 王宽全, 张恒贵. 基于心脏电生理模型的心律失常机制研究进展[J]. 生物化学与生物物理进展, 2016, 43 （2）: 128-140.

[4] 罗存金, 王宽全, 袁永峰, 等. 面向短 QT 综合征的电生理建模与仿真研究进展[J]. 电子学报, 2015, 43 （1）: 120-128.

[5] Hodgkin AL, Huxley AF. A quantitative description of membrane current and its application to conduction and excitation in nerve [J]. J Physiol, 1952, 117: 507-544.

[6] Noble D. A modification of the Hodgkin-Huxley equations applicable to Purkinje fibre action and pacemaker potentials [J]. J Physiol, 1962, 160 （2）: 317-352.

[7] Mcallister RE, Nobel D, Tsien RW. Reconstruction of the electrical activity of cardiac Purkinje fibres [J]. J Physiolm, 1975, 251 （1）: 1-59.

[8] Beeler GW, Reuter H. Reconstruction of the action potential of ventricular myocardial fibres [J]. J Physiolm, 1977, 268 （1）: 177-210.

[9] DiFrancesco D, Noble D. A model of cardiac electrical activity incorporating ionic pumps and concentration changes [J]. Phil Trans R Soc Lond, 1985, B307 （1133）: 353-398.

[10] Noble D, Noble SJ. A model of sino-atrial node electrical activity based on a modification of the DiFrancesco-Noble （1984）equations [J]. Proc Roy Soc, 1984, B222 （2）: 295-304.

[11] Earm YE，Noble D. A model of the single atrial cell: relation between calcium current and calcium release [J]. Proc Roy Soc，1990，240（1）: 83-96.

[12] Noble D，Noble SJ，Bett GCL，et al. The role of sodium-calcium exchange during the cardiac action potential [J]. Ann NY Acad Sci，1991，639（18）: 334-353.

[13] Luo CH，Rudy Y. A model of the ventricular cardiac action-potential-depolarization，repolarization，and their interaction [J]. Cir Res，1991，68（6）: 1501-1526.

[14] Nordin C. Computer model of membrane current and intracellular Ca^{2+} flux in the isolated guinea pig ventricular myocyte [J]. Am J Physiol，1993，265: H2117-H2136.

[15] Luo CH，Rudy Y. A dynamic model of the cardiac ventricular action potential. I. Simulations of ionic currents and concentration changes [J]. Circ Res，1994，74（6）: 1071-1096.

[16] Noble D，Varghese A，Kohl P，et al. Improved guinea-pig ventricular cell model incorporating a diadic space，Ikr and Iks，and length- and tension-dependent processes [J]. Can J Cardiol，1998，14（1）: 123-134.

[17] Priebe L，Beuckelmann DI. Simulation study of cellular electric properties in heart failure [J]. Circ Res，1998，82: 1206-1223.

[18] Winslow RL，Rice J，Jafri S，et al. Mechanisms of altered excitation-contraction coupling in canine tachycardia-induced heart failure，II model studies [J]. Cir Res，1999，84: 571-586.

[19] Pandit SV，Clark RB，Giles WR，et al. A mathematical model of action potential heterogeneity in adult rat left ventricular myocytes [J]. Biophys J，2001，81: 3029-3051.

[20] Puglisi JL，Bers DM，An interactive computer model of rabbit ventricular myocyte ion channels and Ca transport [J]. Am J Physiol，2001，281: C2049-C2060.

[21] Bernus O，Wilders R，Zemlin CW，et al. A computationally efficient electrophysiological model of human ventricular cells [J]. Am J Physiol，2002，282: H2296-H2308.

[22] Matsuoka S，Sarai N，Kuratomi S，et al. Role of individual ionic current systems in ventricular cells hypothesized by a model study [J]. Jpn JPhysiol，2003，53: 105-123.

[23] Bondarenko VE，Szigeti GP，Bett GCL，et al，Computer model of action potential of mouse ventricular myocytes [J]. Am J Physiol，2004，287: H1378-H1403.

[24] Shannon TR，Wang F，Puglisi J，et al. A mathematical treatment of integrated Ca dynamics within the ventricular myocyte [J]. Biophys J，2004，87: 3351-3371.

[25] Ten Tusscher KH，Noble D，Noble PJ，et al. A model for human ventricular tissue [J]. Am J Physiol Heart Circ Physiol，2004，286: H1573-H1589.

[26] Iyer V，Mazhari R，Winslow RL. A computational model of the human left-ventricular epicardial myocyte [J]. Biophys J，2004，87: 1507-1525.

[27] Hund TJ，Rudy Y. Rate dependence and regulation of action potential and calcium transient in a canine cardiac ventricular cell model [J]. Circulation，2004，110: 3168-3174.

[28] Benson AP，Aslanidi OV，Zhang HG，et al. The canine virtual ventricular wall: a platform for

dissecting pharmacological effects on propagation and arrhythmogenesis [J]. Prog Biophys Molecul Biol, 2008, 96 (1-3): 187-208.

[29] Earm YE, Noble D. A model of the single atrial cell: relation between calcium current and calcium release [J]. Proc R Soc Lond B Biol Sci, 1990, 240: 83-96.

[30] Lindblad DS, Murphey CR, Clark JW. A model of the action potential and underlying membrane currents in a rabbit atrial cell [J]. Am J Physiol, 1996, 271: H1666-H1696.

[31] Courtemanche M, Ramirez RJ, Nattel S. Ionic mechanisms underlying human atrial action potential properties: insights from a mathematical model [J]. Am J Physiol, 1998, 275: H301-H321.

[32] Nygren A, Fiset C, Firek L, et al. Mathematical model of an adult human atrial cell: The role of K^+ currents in repolarization [J]. Circ Res, 1998. 82: 63-81.

[33] Ramirez RJ, Nattel S, Courtemanche M. Mathematical analysis of canine atrial action potentials: rate, regional factors, and electrical remodeling [J]. Am J Physiol, 2000, 279: H1767-H1785.

[34] Demir SS, Clark JW, Murphey CR, et al. A mathematical model of a rabbit sinoatrial node cell [J]. Am J Physiol, 1994, 266: C832-852.

[35] Dokos S, Celler B, Lovell N. Ion currents underlying sinoatrial node pacemaker activity: a new single cell mathematical model [J]. J Theor Biol, 1996, 181: 245-272.

[36] Demir SS, Clark JW, Giles WR. Parasympathetic modulation of sinoatrial node pacemaker activity in rabbit heart: a unifying model [J]. Am J Physiol, 1999, 276: H2221-H2244.

[37] Zhang H, Holden AV, Kodama I, et al. Mathematical models of action potentials in the periphery and centre of the rabbit sinoatrial node [J]. Am J Physiol, 2000, 279: H397–421.

[38] Kurata Y, Hisatome I, Imanishi S, et al. Dynamical description of sinoatrial node pacemaking: improved mathematical model for primary pacemaker cell [J]. Am J Physiol, 2002, 283: H2074-H2101.

[39] Sarai N, Matsuoka S, Kuratomi S, et al. Role of individual ionic current systems in the SA node hypothesized by a model study [J]. Japanese J Physiol, 2003, 53: 125-134.

[40] Lovell NH, Cloherty SL, Celler BG. A gradient model of cardiac pacemaker myocytes [J]. Prog Biophys Molecul Biol, 2004, 85: 301-323.

[41] Maltsev VA, Lakatta EG. Synergism of coupled subsarcolemmal Ca^{2+} clocks and sarcolemmal voltage clocks confers robust and flexible pacemaker function in a novel pacemaker cell model [J]. Am J Physiol Heart Circ Physiol, 2009, 296: H594-H615.

[42] Vandido C, David SR. Quantitative Cardiac Electrophysiology [M]. New York: Marcel Dekker Inc., 2002: 1-582.

[43] Fitzhugn R. Impulses and physiological states in the theoretical models of nerve membrane [J]. Biophys J, 1961, 1: 445-451.

[44] 张韵华，王新茂，陈效群，等. 数值计算方法与算法[M]. 3 版. 北京：科学出版社，2017：1-170.

[45] Rush S，Larsen H. A practical algorithm for solving dynamic membrane equations[J]. IEEE Trans Biomed Eng，1978，25：389-392.

[46] Press WH，Flannery BP，Teukolsky SA，et al. Numerical Recipes in C. The Art of Scientific Computing[M]. Cambridge：Cambridge University Press，1992：1-150.

[47] 郭继鸿. 复极后不应期[J]. 临床心电学杂志，2013，22：455-466.

第3章　动作电位的传导模型及其加速解算技术

3.1　动作电位的传导

心肌细胞膜任何部位产生的兴奋不但可以沿整个细胞膜扩布，还可通过细胞间缝隙连接传导到相邻细胞，从而引起整个心脏的兴奋和收缩，以此说明细胞的动作电位具有传导性。心脏电兴奋传导数学建模是心脏建模工作中衔接心肌细胞电生理和宏观心脏电生理的桥梁。

3.1.1　等效电路

图 3.1.1 为细胞间电传导的等效电路及电流示意图。其中 R 和 C 分别代表细胞 A 和细胞 B 的膜电阻和膜电容，R_o 和 R_i 分别为细胞外等效电阻和细胞间的缝隙连接电阻。由于 R_i 较小，因此当细胞 A 受到电流刺激后会有大量的 Na^+ 内流，形成 I_i，使细胞 A 和细胞 B 之间出现电位差，从而产生如箭头所示的流向细胞 B 的电流。该电流引起细胞 B 膜外侧电容充电，使细胞 B 膜除极，产生向细胞 A 流动的电流，从而形成电流回路。于是细胞 B 产生动作电位，导致动作电位由细胞 A 到细胞 B 的电传导。

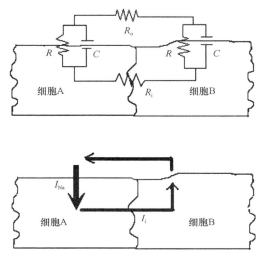

图 3.1.1　细胞间电传导的等效电路及电流示意图

根据动作电位的传导模型可以将多个细胞通过一定的规则耦合在一起形成一

个线性合胞体，而多个纤维级模型的叠加构成了多物理尺度中的组织级模型。可见，心肌组织模型是单细胞模型的扩展。如图 3.1.2 所示，将每个心肌细胞抽象成一个独立的电路单元，通过缝隙连接电阻将彼此联系起来，构成了一个二维的心脏电传导网络。如果考虑不同维度方向上缝隙连接的电异质性，则可构成更为真实的心肌组织模型。

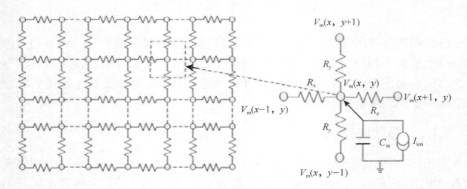

图 3.1.2　心肌组织等效电路

3.1.2　双域模型和单域模型

心肌组织模型用于量化描述电兴奋在组织中的传导过程，由于该过程包括了单个离子通道离子流的产生、单细胞动作电位的形成和多细胞通过缝隙连接的电传导，因此常采用基于 Poisson 方程的双域模型或经简化的单域模型来描述心肌组织的电生理行为[1]。

双域模型将细胞外和细胞内视为两个独立的区域，分别为心肌细胞区域（下标 i）及包围它们的细胞外区域（下标 e）。细胞膜上的跨膜电位 V_m 为细胞内电位 φ_i 与细胞外电位 φ_e 的差值，即

$$V_m = \varphi_i - \varphi_e$$

假设电流仅在细胞外和心肌细胞外空间按照设定的边界条件流动，则由欧姆定律得：

$$J = \sigma E$$

其中，J 是电流密度，E 是电场强度，σ 为电导率。若视心脏为准静态，则电场强度可表示为电位梯度，于是

$$J_i = -\sigma_i \nabla \varphi_i$$

$$J_e = -\sigma_e \nabla \varphi_e$$

在与外界隔离的情况下，离开一个域的电流必定跨过细胞膜流到另一个域，

于是每个域上电流密度的变化在幅度上相等而方向相反，而且每个域上电流密度的改变必然等于流经细胞膜上的电流，因此，

$$-\nabla \cdot J_i = \nabla \cdot J_e = A_m I_m$$

其中，A_m 为细胞体表面积比，I_m 为细胞膜单位面积上的外向跨膜电流密度。

根据上式可得

$$\nabla \cdot (\sigma_i \nabla \varphi_i) = -\nabla \cdot (\sigma_e \nabla \varphi_e)$$

上式两边同时减去 $\nabla \cdot (\sigma_i \nabla \varphi_e)$ 可得

$$\nabla \cdot (\sigma_i \nabla V_m) = -\nabla \cdot [(\sigma_i + \sigma_e) \nabla \varphi_e]$$

上述方程用于求解给定跨膜电位分布下的细胞外区域电位的分布，是双域模型的第一个方程。

结合细胞跨膜电流方程：

$$I_m = C_m \frac{\partial V_m}{\partial t} + I_{ion}$$

于是，

$$\nabla \cdot (\sigma_i \nabla \varphi_i) = A_m \left(C_m \frac{\partial V_m}{\partial t} + I_{ion} \right)$$

上式可进一步改写为

$$\nabla \cdot [\sigma_i \nabla (\varphi_i - \varphi_e)] + \nabla \cdot (\sigma_i \nabla \varphi_e) = A_m \left(C_m \frac{\partial V_m}{\partial t} + I_{ion} \right)$$

于是，根据细胞跨膜电位和细胞内外电位的关系可得

$$\nabla \cdot (\sigma_i \nabla V_m) + \nabla \cdot (\sigma_i \nabla \varphi_e) = A_m \left(C_m \frac{\partial V_m}{\partial t} + I_{ion} \right)$$

上式是双域模型的第二个方程，用于描述心肌细胞电兴奋状态改变所影响的跨膜电位和细胞外电位的分布。

根据前面获得的两个双域方程，并综合考虑施加在细胞外的刺激电流 I_{S1} 和施加在细胞内的刺激电流 I_{S2}，可得到最终的双域模型：

$$\nabla \cdot [(\sigma_i + \sigma_e) \nabla \varphi_e] = -\nabla \cdot (\sigma_i \nabla V_m) + I_{S1}$$

$$\nabla \cdot (\sigma_i \nabla V_m) + \nabla \cdot (\sigma_i \nabla \varphi_e) = A_m \left(C_m \frac{\partial V_m}{\partial t} + I_{ion} \right) + I_{S2}$$

双域模型求解细胞外电位时需要大维度的矩阵求逆，计算开销很大。如果只关心兴奋时序的分布，可假设细胞内外区域为相等的各向异性，即 $\lambda \sigma_i = \sigma_e$，这样

便可将双域模型简化为单域模型，从而减少模型的计算量。

令 $\lambda \sigma_i = \sigma_e$ 并代入上式中，得

$$\nabla \cdot (\sigma_i \nabla \varphi_e) = -\nabla \cdot \left[\left(\frac{1}{1+\lambda} \right) \sigma_i \nabla V_m \right] + I_{S1} \left(\frac{1}{1+\lambda} \right)$$

于是，根据双域模型和上式有

$$\frac{\partial V_m}{\partial t} = \frac{1}{C_m} \left\{ \frac{1}{A_m} \left(\frac{\lambda}{1+\lambda} \right) \nabla \cdot (\sigma_i \nabla V_m) - \frac{I_{ion}}{C_m} + \frac{1}{A_m C_m} \left[I_{S1} \left(\frac{1}{1+\lambda} \right) - I_{S2} \right] \right\}$$

令 $\sigma = \frac{\lambda}{1+\lambda} \sigma_i$，$I_{st} = -\frac{1}{A_m} \left[I_{S1} \left(\frac{1}{1+\lambda} \right) + I_{S2} \right]$，则有

$$\frac{\partial V_m}{\partial t} = \nabla \cdot \frac{\sigma}{A_m C_m} \nabla V_m - \frac{I_{ion} + I_{st}}{C_m}$$

上式就是单域模型的计算公式，它反映了细胞兴奋即激动及进一步扩散的过程，因此也称为激动-扩散方程（reaction-diffusion equation）。

如果引入系数 D 来描述电位在心肌组织上的有效扩散，且令

$$D = \frac{\sigma}{A_m C_m}$$

则单域模型可改写为

$$\frac{\partial V_m}{\partial t} = \nabla \cdot (D \nabla V_m) - \frac{I_{ion} + I_{st}}{C_m}$$

双域模型同时考虑了细胞内、细胞外的空间，因此比单域模型更加详尽。但是单域模型由于简单、计算量比双域模型要小很多，而且也可正确重现许多的电生理实验现象，在求解电兴奋的传导时与双域模型无显著性差异[2]，因此很多研究中使用的仍是单域模型。但是，在理论分析诸如除颤等的微观机制时，由于电流注入的是细胞外空间，而且由于细胞内、细胞外区域各向异性不同，导致不同区域表现出极化或除极的分布特性，因此只能用双域模型研究此类问题。

3.2　单域模型的数值解算

3.2.1　算子分裂法

由于是刚性方程，采用传统的数值计算方法求解激动-扩散所遵循的偏微分方程时，为保证算法的精度和稳定性，必须将时间步长取得很小，这将耗费大量的

仿真时间。算子分裂方法[3, 4]在提高仿真效率的同时可不降低计算精度，同时也为后续实现并行计算提供了可能性。

首先考察如下形式的微分方程：

$$\frac{\mathrm{d}V_\mathrm{m}}{\mathrm{d}t} = (\Gamma_1 + \Gamma_2)V_\mathrm{m}$$

其中，Γ_1 和 Γ_2 是两个不同的算子。从 t 到 $t + \Delta t$，上式可采用如下的近似积分：

$$V_\mathrm{m}(t + \Delta t) = \mathrm{e}^{(\Gamma_1 + \Gamma_2)\Delta t}V_\mathrm{m}(t)$$

$$V_\mathrm{m}(t + \Delta t) = \mathrm{e}^{\Gamma_2 \Delta t/2}\mathrm{e}^{\Gamma_1 \Delta t}\mathrm{e}^{\Gamma_2 \Delta t/2}V_\mathrm{m}(t) + O(\Delta t^3)$$

按照上述思路对心肌组织的激动-扩散方程进行类似处理。设 Γ_1 是作用于单细胞膜电位的算子，Γ_2 是与电扩布相关的算子。于是得到如下过程。

（1）取时间步长 $\Delta t/2$，用 t 时刻的结果作为初始条件积分以下偏微分方程。步相当于将算子 $\mathrm{e}^{\Gamma_2 \Delta t/2}$ 作用于 V_m（t）。对各向同性的二维组织有

$$\frac{\partial V_\mathrm{m}}{\partial t} = D\left(\frac{\partial^2 V_\mathrm{m}}{\partial x^2} + \frac{\partial^2 V_\mathrm{m}}{\partial y^2}\right)$$

（2）取时间步长 Δt，以（1）的结果作为初始条件计算描述单细胞动力学活动的常微分方程组，等效于将算子 $\mathrm{e}^{\Gamma_1 \Delta t}$ 作用于 $\mathrm{e}^{\Gamma_2 \Delta t/2}V_\mathrm{m}(t)$。

（3）取时间步长 $\Delta t/2$，以（2）的结果为初始条件再次计算步骤（1）中的偏微分方程。该步等效于将算子 $\mathrm{e}^{\Gamma_2 \Delta t/2}$ 作用于 $\mathrm{e}^{\Gamma_1 \Delta t}\mathrm{e}^{\Gamma_2 \Delta t/2}V_\mathrm{m}(t)$。于是完成了 $t \sim (t + \Delta t)$ 的计算，并得到了 $t + \Delta t$ 时刻的数值解。

如果将（2）称为步骤 A，（1）和（3）合二为一，称为步骤 B，则整个计算过程中除了第一步和最后一步外，中间的求解过程是步骤 A 与步骤 B 的交替。步骤 A 是对描述单细胞动作电位动力学模型的常微分方程组求数值解；步骤 B 则是对描述动作电位扩布过程的偏微分方程求数值解。可见算子分裂的思想可以将常微分方程与偏微分方程的求解过程分别进行，在不降低计算精度的情况下，便于分别选择最佳算法，从而优化仿真程序，且利于程序的修改和移植。

步骤 A 中单细胞动作电位遵循的常微分方程的数值求解已在前文介绍，步骤 B 中的偏微分方程属于二阶线性抛物型方程，并具有第二类初边值问题，求解该类问题较普遍实用的方法是差分算法。

3.2.2 差分格式和边界条件的处理

有限差分方法是获得微分方程数值解的一种有效方法。为使差分近似更好地靠近微分方程的精确解，人们对差商近似做了持续的有效选择和改进。微商最常用的差分近似是直接差分，其中的中心差分格式是最为传统的一种算法。它在给定的偏微分方程中，用差商（均差）代替偏导数，从而使偏微分方程的求解变为求解线性代数方程组。

利用有限差分求解偏微分问题时必须把连续问题离散化。为此，首先要对求解区域给出网格剖分。然后利用 Taylor 级数展开法建立有限差分方程，即用差商近似微商得到相应的差分格式。

以规则的二维正方形心肌组织为例，有限差分格式求解扩散方程的具体步骤如下。

（1）定解区域离散化，即用平行直线族，以空间步长 h 把组织沿 x 轴和 y 轴均匀分割成若干个小方格，使 $\Delta x = \Delta y = h$。设沿 x 轴或 y 轴各划分了 $0 \sim K$ 个方格。

（2）对非边沿处的节点利用差商和微商的关系得到差分格式。向前差商代替一阶偏导数，二阶中心差商代替二阶偏导获得五点显格式：

$$\frac{\partial V_{\mathrm{m}}}{\partial t} = \frac{V_{\mathrm{m}}(x, y, t + \Delta t) - V_{\mathrm{m}}(x, y, t)}{\Delta t}$$

$$\frac{\partial^2 V_{\mathrm{m}}}{\partial x^2} = \frac{V_{\mathrm{m}}(x + \Delta x, y) - 2V_{\mathrm{m}}(x, y) + V_{\mathrm{m}}(x - \Delta x, y)}{h^2}$$

$$\frac{\partial^2 V_{\mathrm{m}}}{\partial y^2} = \frac{V_{\mathrm{m}}(x, y + \Delta y) - 2V_{\mathrm{m}}(x, y) + V_{\mathrm{m}}(x, y - \Delta y)}{h^2}$$

于是，$t + \Delta t$ 时刻的膜电位为

$$V_{\mathrm{m}}(x, y, t + \Delta t) = V_{\mathrm{m}}(x, y, t) + D\frac{\Delta t}{h^2}(V_{\mathrm{m}}(x + \Delta x, y) + V_{\mathrm{m}}(x - \Delta x, y) - 4V_{\mathrm{m}}(x, y)$$

$$+ V_{\mathrm{m}}(x, y + \Delta y) + V_{\mathrm{m}}(x, y - \Delta y)$$

（3）对组织的边界进行处理。对于单域模型多采用 Neumann 无通量边界条件，可描述为

$$\boldsymbol{n} \cdot D\nabla V_{\mathrm{m}} = 0$$

其中，$\boldsymbol{n}$ 为垂直于组织表面的一个法向量。该通量条件从物理特性的角度可理解为在边界处无电流的流入或流出。由于边界条件中包含了导数，所以仍需利用差商和微商的关系进行离散化。

四个边界上分别利用差商逼近，对规则的二维正方形组织而言有

$$
\begin{cases}
\dfrac{V_{\mathrm{m}}(1, y) - V_{\mathrm{m}}(0, y)}{h} = 0 \\[2ex]
\dfrac{V_{\mathrm{m}}(K-1, y) - V_{\mathrm{m}}(K, y)}{h} = 0 \\[2ex]
\dfrac{V_{\mathrm{m}}(x, 1) - V_{\mathrm{m}}(x, 0)}{h} = 0 \\[2ex]
\dfrac{V_{\mathrm{m}}(x, K-1) - V_{\mathrm{m}}(x, K)}{h} = 0
\end{cases}
$$

因此，无通量边界条件具有以下离散格式：

$$
V_{\mathrm{m}}(1, y) = V_{\mathrm{m}}(0, y), \quad V_{\mathrm{m}}(K-1, y) = V_{\mathrm{m}}(K, y)
$$
$$
V_{\mathrm{m}}(x, 1) = V_{\mathrm{m}}(x, 0), \quad V_{\mathrm{m}}(x, K-1) = V_{\mathrm{m}}(x, K)
$$

也就是说，理想二维几何组织边界点的跨膜电位等于该点沿 x 方向和 y 方向外部最近相邻点的跨膜电位。于是，根据每一节点的初始值，利用五点显格式和边界条件的离散格式便可得到规则二维组织扩散方程的数值解。

对于三维各向同性的规则组织，激动-扩散方程可以简化为

$$
\frac{\partial V_{\mathrm{m}}}{\partial t} = -\frac{I_{\mathrm{ion}} + I_{\mathrm{st}}}{C_{\mathrm{m}}} + D \cdot \left(\frac{\partial^2 V_{\mathrm{m}}}{\partial x^2} + \frac{\partial^2 V_{\mathrm{m}}}{\partial y^2} + \frac{\partial^2 V_{\mathrm{m}}}{\partial z^2} \right)
$$

类似于二维规则组织，若假定空间步长 $\Delta x = \Delta y = \Delta z = h$，则上式可离散化为

$$
\frac{\partial V_{\mathrm{m}}}{\partial t} = \frac{V_{\mathrm{m}}(x, y, z, t + \Delta t) - V_{\mathrm{m}}(x, y, z, t)}{\Delta t}
$$

$$
\frac{\partial^2 V_{\mathrm{m}}}{\partial x^2} = \frac{V_{\mathrm{m}}(x + \Delta x, y, z) - 2V_{\mathrm{m}}(x, y, z) + V_{\mathrm{m}}(x - \Delta x, y, z)}{h^2}
$$

$$
\frac{\partial^2 V_{\mathrm{m}}}{\partial y^2} = \frac{V_{\mathrm{m}}(x, y + \Delta y, z) - 2V_{\mathrm{m}}(x, y, z) + V_{\mathrm{m}}(x, y - \Delta y, z)}{h^2}
$$

$$
\frac{\partial^2 V_{\mathrm{m}}}{\partial z^2} = \frac{V_{\mathrm{m}}(x, y, z + \Delta z) - 2V_{\mathrm{m}}(x, y, z) + V_{\mathrm{m}}(x, y, z - \Delta z)}{h^2}
$$

3.3　模型的加速解算技术

对于较大的二维和三维心肌组织，由于包含的细胞数量众多，同时每个细胞微观电活动模型所涉及的微分方程多达数十个且呈刚性，因此，巨大的运算量、冗长的仿真时间长期以来都是制约心脏定量研究的瓶颈。受到价格、地域和灵活性的限制，人们希望能在大型超级计算机（supercomputer）之外找到在个人电脑上实现计算机仿真的方法。基于多核计算机和图形处理器（graphic processing unit，

GPU）的并行计算为上述问题提供了一个较好的解决方案[5]。

3.3.1　基于多核的 OpenMP 并行计算

多核计算机由于包含多个中央处理器（CPU）核，因此可将执行的任务分解为多个线程并同时由不同的核单独处理。相较于单核计算机上的多线程，多核计算机实现了真正意义上的并行化。

OpenMP 是一种用于共享内存并行系统的多线程程序设计的库（compiler directive），特别适合于多核 CPU 上的并行程序开发设计[6]。OpenMP 具有一套编译制导语句和一个函数库，通过编译制导语句，可将原来的 Fortran、C 或 C++串行程序进行并行化。程序员在编程时，只需要在特定的源代码片段的前面加入 OpenMP 专用的#pragma omp 预编译指令，就可以"通知"编译器将该段程序自动进行并行化处理，并且在必要的时候加入线程同步及通信机制。当编译器选择忽略#pragma omp 预处理指令时，或者编译器不支持 OpenMP 时，程序又退化为一般的通用串行程序，此时，代码依然可以正常运作，只是不能利用多线程和多核 CPU 来加速程序的执行而已。

OpenMP 库可帮助解决线程粒度和负载平衡等传统多线程程序设计中的难题，使得程序员可以更加专注于具体的算法本身，而非如何编程使得代码在 CPU 负载平衡和线程粒度方面做出平衡等细节问题上。同时，OpenMP 也具有更强的灵活性，较易适应不同的并行系统配置。因此，对于基于数据分集的多线程程序设计，OpenMP 是一个很好的选择。但是，作为高层抽象 OpenMP 不适合需要复杂的线程间同步和互斥的场合，另外，不能在非共享内存系统，如计算机集群上使用。

（1）并行化方法：OpenMP 采用 Fork-Join 并行执行模式，如图 3.3.1 所示。程序开始于一个单独的主线程，当遇到并行域时，主线程创建一队附加线程，如图 3.3.1 中的 Fork 操作，并行域中的代码在主线程和附加线程中并行执行。当并行域代码结束后，附加线程退出，程序又返回到主线程执行，如图 3.3.1 中的 Join 操作。

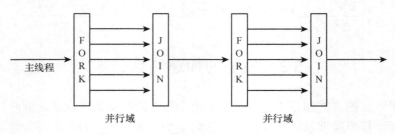

图 3.3.1　OpenMP 的 Fork-Join 式并行

程序并行执行的首要条件是必须具备并行性，即并行执行的各任务之间必须相互独立，不存在相关性。数据并行是最常用到的一种并行性，它采用按数据流划分任务的方法，将要计算的问题区域分解为多个子域，每个任务计算一个子域。在 C 程序中通常以 for 循环的形式表达，用 OpenMP 中的 parallel for 编译制导语句来告诉编译器哪些循环的迭代可以并行执行。

以规则的二维心室肌组织为例，激动-扩散方程采用算子分裂后，在一个时间步长内可先求解每个细胞的动作电位模型，之后再利用五点差分格式计算电位的扩散效应。如此反复循环得到不同时刻、不同位置的膜电位。在计算每个细胞的动作电位时，涉及大量门控因子、离子浓度和各种离子电流的求解。对于串行程序而言，细胞动作电位的计算是一项浩大的工程。但是由于各细胞动作电位的计算相互独立，互不影响，因此可以采用数据并行，将细胞的计算分配给不同的 CPU 核来完成。

以下是一块包含 200×200 个细胞的二维组织模型采用数据并行时的 OpenMP 程序片段。"#pragma omp parallel for"为 OpenMP 中 for 循环的编译制导语句，在程序中被施加到外层 for 循环，表示只将外层循环的任务分配给各 CPU 核来完成。i 和 j 被设置为私有变量（private），即对于每个线程是局部应用的，其他线程无法访问，即使在并行区域外有同名的共享变量，两者也不会相互影响。于是，在默认的情况下，计算各个细胞动作电位模型的循环被尽量平分成块，静态地分配给各线程执行。当所有细胞的动作电位并行计算完成后，再采用五点差分格式计算电位的扩散效应，得到当前时刻各个细胞的最终电位。

```
#pragma omp parallel for private（i, j）    //i 和 j 分别表示 x 和 y 方向的坐标
for（i = 0；i <= 199；i ++）
  for（j = 0；j <= 199；j ++）
      compute（）；    //调用计算单细胞动作电位的模型，即算子分裂中的
步骤 A
      fivepoint（）；    //调用五点差分格式，即算子分裂中的步骤 B
```

除数据并行外，功能并行是程序的另一种并行性，它按控制流划分任务的方法，将要计算的问题分解成多个子问题，每个任务计算一个子问题。OpenMP 中的 parallel sections 编译制导语句用来实现功能上的并行性。该编译制导语句后的代码中包含了若干个代码段，每一个代码段都代表了一个独立的任务，可以与其他代码段并行执行。

以二维心室肌组织模型为例，每个细胞都有许多离子通道，各个细胞动作电位的计算均涉及诸如钠电流、钾电流、钠-钾泵电流、钠钙交换电流和背景电流等的方程解算，因此，可以将电流的计算进行功能并行性划分，将不同类型的电流交给相应的 CPU 核来完成。

以下是采用功能并行时的 OpenMP 程序片段。"#pragma omp parallel sections"和"#pragma omp section"为功能并行的编译制导语句，前者位于需要并行执行

的任务前，后者位于各个独立的代码段前。离子电流、泵电流和离子交换电流、门控因子和离子浓度的计算被设计成四个相互独立的代码段，将所有的任务尽量平分给每个代码段，由对应的 CPU 核并行执行。在完成上述计算任务后，再采用五点差分格式计算电位的扩散效应，得到当前时刻各个细胞的最终电位。

```
#pragma omp parallel sections
    {
        #pragma omp section
            { compute ion current（）; }                    // 离子电流的计算
        #pragma omp section
            { compute pump and exchange current（）; }    // 泵电流和离子交
换电流的计算
        #pragma omp section
            { compute gating variables（）; }              // 门控因子的计算
        #pragma omp section
            { compute ionic concentrations（）; }          // 离子浓度的计算
    }
```

（2）并行效果评价：OpenMP 程序并行算法的效果可用并行执行时间、加速比和并行效率等指标来衡量。通常一个程序的开销由准备、计算和结束三部分组成，假设执行并行运算时共使用了 p 个线程，则单纯的串行程序和 OpenMP 程序各自的执行时间 T_1 和 T_p 可分别表示为

$$T_1 = T_{准备} + T_{计算} + T_{结束}$$

$$T_p = T_{准备} + (T_{计算}/p) + T_{结束}$$

其中，$T_{准备}$ 代表准备部分的开销，$T_{计算}$ 代表计算部分的开销，$T_{结束}$ 代表结束部分的开销。由上式可知，并行计算部分由于有 p 个线程同时执行，能够有效减少程序的总体执行时间。

加速比 S 和并行效率 E 按照以下公式计算：

$$S(p) = T_1 / T_p$$

$$E(p) = S(p) / p$$

忽略程序的准备和结束时间，理想情况下 OpenMP 程序的加速比应等于 p，为完全线性加速状态。但是，实际中由于有准备和结束的时间，使得加速比有所降低。并行额外开销的时间可由 E 的大小体现，E 越大，额外开销越小；反之亦然。

除此之外，还可利用英特尔公司的性能分析器 Intel VTune Amplifier XE 等工具对并行效果进行评估。该软件可以快速找出代码的热点（hotspot），并对程序的并发性（concurrency）进行分析。热点指程序中执行时间最长的代码段，

可以是某一函数，也可以是某一行。根据热点分析结果，可对相应代码段进行优化以缩短运行时间。程序的并发性分析类似于加速比，可以反映并行程序的执行效率。

图 3.3.2 为 VTune Amplifier XE 2011 对二维心室肌的动作电位传导模型并行解算时的热点分析。仿真程序在一台主频 2.5GHz、内存 3.25GB 的 4 核计算机上采用 C 语言编写。图中线程/函数/调用堆栈（Thread / Function / Call Stack）一栏中可见数据并行和功能并行均含有四个线程，包括一个主线程（mainCRTStartup）和三个附加线程（CreateThreadTeam）。

对于数据并行，从 CPU 时间（CPU Time）一栏可以看出，四个线程的运行时间几乎相等，均为 60s 左右，这主要是因为编译制导语句为各线程分配了均等的任务量。主线程比其他附加线程的执行时间多开销近 2s 的时间，主要是因为每计算一个时间步长的细胞膜电位，主线程都要引入一次 Fork-Join 开销。另外，从图下方的线程（Threads）一栏和 CPU 使用（CPU Usage）一栏中可见，数据并行中各个 CPU 核的利用率都比较高。

对于功能并行，从 CPU 时间（CPU Time）一栏中可以看出，四个线程的运行时间具有明显的差异，这主要是因为编写的源码为各线程分配了不均等的任务量。主线程的执行时间远远多于各附加线程，这主要是因为对于包含 200×200 个细胞的组织，功能并行化方法每计算一个细胞的膜电位，主线程都要引入一次 Fork-Join 开销。因此，功能并行所需的 Fork-Join 开销时间为数据并行的 40 000 倍，从而造成主线程的执行时间大幅度增加。另外，从图下方的线程（Threads）一栏和 CPU 使用（CPU Usage）一栏中可见，相比数据并行，功能并行的 CPU 核利用率较低。

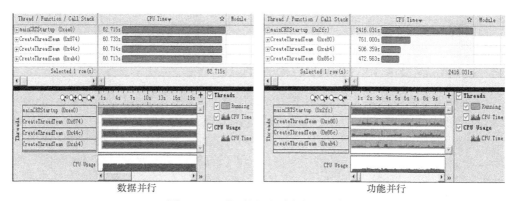

图 3.3.2　不同并行方法的热点分析

图 3.3.3 对数据并行的并发性进行了进一步的分析。从使用的 CPU 时间（CPU Time by Utilization）一栏中可以看出，数据并行中的四个线程，除了主线程所在

CPU 核因为单线程执行具有短时间的一般状态（Poor）外，四个 CPU 核在其余的执行时间内基本都处于理想状态（Ideal）。另外，从图下方的线程（Threads）、CPU 使用（CPU Usage）及线程并发性（Thread Concurrency）栏目中可见，数据并行的 CPU 利用率和并发性都较好，如图 3.3.3 所标示的 10.312s 这一时刻，CPU 的利用率为 385.296%，并发性为 3.862。

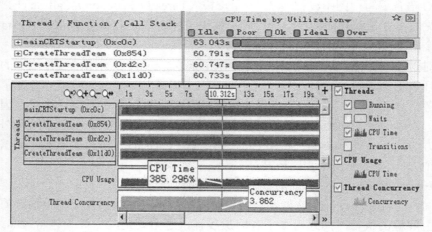

图 3.3.3　数据并行的并发性分析

扫封底二维码获取彩图

另外，测算说明在仿真时间一定的条件下，数据并行无论是程序的实际运行时间，还是加速比和并行效率都要远远优于功能并行。因此，评估的指标和分析器给出的结果均显示将单个细胞膜电位的计算作为独立任务比将相关电流的计算作为独立任务交给 CPU 核完成所取得的并行效果要好，即数据并行化方法更加适合心肌组织动作电位传导模型的加速解算。

3.3.2　基于 GPU 的加速运算技术

目前在主流计算机中处理器主要包含中央处理器（central processing unit，CPU）和图形处理器（graphic processing unit，GPU）两部分。GPU 主要负责图形部分的处理，如图形的渲染及 3D 图形计算等，其他大部分运算都交由 CPU 进行处理。近年来，由于游戏市场的高速发展、视景仿真的迫切需要及对高速运算的不断追求，使得 GPU 性能发展迅速。与同期的 CPU 相比，主流 GPU 的单精度浮点处理能力和外部存储器带宽等方面都显示出明显的优势，而且由于 CPU 需要完全兼容过去的操作系统、应用程序和输入/输出（I/O）设备，使存储带宽难以得到提高。

过去 GPU 的应用主要被局限于处理图形渲染等计算任务，这无疑造成了 GPU 计算资源的极大浪费。随着 GPU 可编程性的不断提高，利用 GPU 进行通用计算受到越来越多的关注。GPU 用于图形渲染以外的任务时也被称为基于图形处理器的通用计算（general-purpose computing on graphic processing unit，GPGPU），它通常采用 GPU 结合 CPU 的异构计算模式，即使用不同类型指令集和体系架构的计算单元组成系统的计算方式。由图 3.3.4 可知，在内部架构上 CPU 具有数量较多的逻辑控制单元（control）和缓存（cache），而算术逻辑单元（arithmetic logical unit，ALU）相对较少，这就使得 CPU 更擅长处理逻辑判断、复杂指令调度等程序任务。相对而言，GPU 拥有大量的算术逻辑单元（ALU）和缓存，但控制单元较少，所以更擅长处理规则数据结构和可预测存取模式的数据密集型运算。因此，在异构模式中，CPU 主要负责逻辑性较强的事务处理，而 GPU 负责密集型大规模并行计算任务。这种利用 GPU 强大处理能力和高带宽弥补 CPU 性能不足的计算方式，在成本和性价比方面都有显著优势。

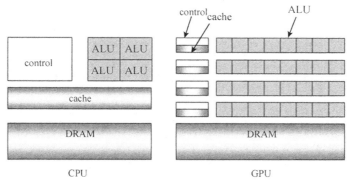

图 3.3.4　CPU 与 GPU 内部架构示意图

DRAM，动态随机存取存储器

　　GPU 在通用计算能力方面的发展为低成本地解决当今人类面临的一些重要科技问题提供了一个有效的途径，如分子动力学仿真、核爆炸模拟、卫星的数据成像、流体力学的模拟等，这些问题都需要处理规模达 TB（tera byte）甚至是 PB（peta byte）的数据量，需要万亿次以上的计算能力。生物医学研究领域存在同样的问题，如在计算上建立一个"有血有肉"的虚拟心脏，长期以来也是国内外心血管专家和工程技术人员的奋斗目标。要完成这一任务，首先需要解决冗长的运算时间给仿真研究带来的实际问题。GPU 通用计算性能的提高和应用也为该领域的研究，包括心脏电生理的计算机仿真带来了曙光。

　　1. CUDA 的计算架构　为了使普通编程人员在无须完全了解图形学的相关知识和图形流水线的情况下也能快速掌握 GPGPU 的编程技术，NVIDIA 公司在 2007 年推出了计算统一设备架构（computer unified device architecture，CUDA），使开发人员能够利用熟悉的 C 语言平稳地从 CPU 过渡到 GPU 的开发[7]。

　　在 CUDA 编程模型中 CPU 被视为主机端（host），GPU 被视为设备端

（device）。如图 3.3.5 所示，主机端的 CPU 除负责一些逻辑性较强的任务处理外，还负责把 GPU 需要处理的数据进行初始化并传送给 GPU。GPU 则负责高度线程化的并行处理任务，并在计算完成后将结果回传给 CPU。可见，CUDA 中 CPU 和 GPU 是协同工作的。

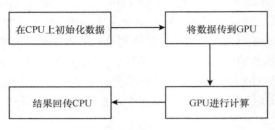

图 3.3.5　CUDA 的基本工作模式

　　CUDA 将运行在 CPU 和内存上的程序称为主机程序（host code），将运行在 GPU 上的程序称为设备程序（device code）。在 GPU 上执行的 CUDA 并行计算函数称为内核（kernel），它并不是一个完整的程序，而是整个 CUDA 程序中的一个可以被并行执行的步骤。一个完整的 CUDA 程序是由一系列主机端串行程序和设备端的 kernel 函数构成的。由图 3.3.6 所示的 CUDA 编程模型可知，CPU 串行部分主要负责 kernel 启动前的初始化工作、数据的准备及在 kernel 间的一些串行计算。当调用或启动一个并行 kernel 时，就会在设备 GPU 端创建相应的线程网格（grid）。每个线程网格包含若干个线程块（block），每个线程块又包含若干线程（thread），因此，一个线程网格包括了两个层次的并行，即线程网格中的线程块间的并行及每个线程块中线程间的并行，两层并行模式是 CUDA 最重要的创新之一。对于程序开发者来说，在了解 CUDA 计算能力和硬件结构的基础上，通过 CUDA 可以定义线程块，决定线程块的大小和线程的个数。

　　2. CUDA 的多层次存储模型　CUDA 中主机和设备具有各自的存储空间，CUDA 将这种存储空间划分为几个层次，各层次存储空间的大小、访问权限、访问速度均有所不同。如图 3.3.7 所示，在设备端当线程执行任务时会访问到处于不同存储空间中的数据。每个线程块（block）拥有一个共享存储器（shared memory），由该线程块内的所有线程（thread）共享。每个线程同时拥有自己的私有寄存器（register）和局部存储器（local memory）。在 block 之外的全局存储器（global memory）则可以被线程网格中所有的线程访问。除此之外，还有两种只读存储器可以被所有线程访问，即常数存储器（constant memory）和纹理存储器（texture memory），其中，纹理存储器主要用于图像处理中的纹理渲染，在 CUDA 数值计算中较少使用。全局存储器、纹理存储器和常数存储器中的值在一个内核函数执行完成后还将继续存在，并可以被同一程序中的其他内核函数调用。

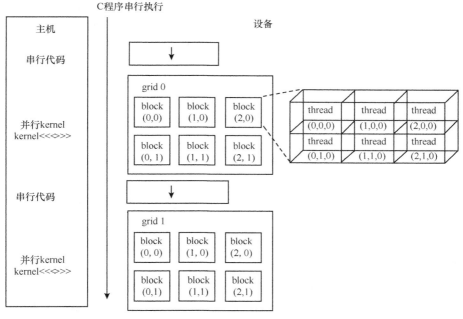

图 3.3.6　CUDA 编程模型

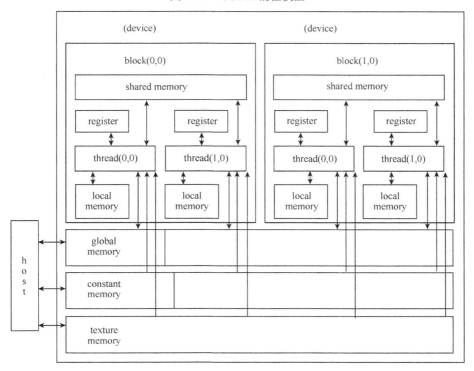

图 3.3.7　设备端的存储模型

表 3.3.1 给出了上述 6 种存储器的位置、缓存情况、访问权限和生存域。寄存器属于 GPU 片上存储器，访问速度快。在计算能力 1.0 和 1.1 版本的硬件系统中，每个流多处理器（streaming multiprocessor，SM）中寄存器文件数量为 8912；而在计算能力 1.2 和 1.3 的硬件中，每个 SM 中寄存器文件数量为 16 384。寄存器的数量虽然很可观，但是对于每个并行执行线程来说，平均分配给它们的寄存器数量却非常有限。局部存储器对于每个线程来说是私有的，如果寄存器被使用完，数据将被存在局部存储器中。若每个线程使用的寄存器过多，线程的私有数据就可能会被分配到局部存储器当中。局部存储器属于非片上存储器，访问速度较慢，会影响整个程序的运行时间。共享存储器属于 GPU 片上存储器，可以同时被一个线程块中的所有线程访问，是可读/写存储器，它的访问速度几乎和寄存器一样快，是实现线程间通信最小延迟的有力工具。全局存储器位于板载显存，占据了显存的绝大部分，CPU 和 GPU 都可以进行读写访问。全局存储器能够提供很高的带宽，但也具有较高的访存延迟。常数存储器是只读的地址空间，位于显存，但具有缓存加速。常数存储器的存储空间较小，只有 64kB，一般用于存储需要频繁访问的只读参数。纹理存储器也是只读存储器，它是纹理渲染的图形专用单元，牵涉显存、两级纹理缓存、纹理拾取单元的纹理流水线。纹理存储器中的数据以一维、二维或三维数组的形式存储在显存中，可以通过缓存加速访问。在通用计算中，纹理存储器非常适合实现图像处理和查找表，对大量数据的随机访问也有良好的加速效果。

表 3.3.1　不同存储器的特性

存储器	位置	拥有缓存	访问权限	变量生存周期
register	GPU 片内	无	device 可读/写	与 thread 相同
local memory	板载显存	无	device 可读/写	与 thread 相同
shared memory	GPU 片内	无	device 可读/写	与 block 相同
constant memory	板载显存	有	device 可读，host 可读/写	可在程序中保持
texture memory	板载显存	有	device 可读，host 可读/写	可在程序中保持
global memory	板载显存	无	device 可读/写，host 可读/写	可在程序中保持

3. CUDA 的软件体系　如图 3.3.8 所示，CUDA 的软件堆栈主要由三部分组成：CUDA 开发库（library）、CUDA 运行时应用程序编程接口（Runtime API）和 CUDA 驱动应用程序编程接口（Driver API）。CUDA 开发库是基于 CUDA 所提供的应用开发库，CUDA Runtime API 包括运行组件和应用开发接口，主要有内存管理，数据类型的定义，设备的访问、类型转换等。CUDA Driver API 主要是支持 CUDA 的 GPU 设备抽象层，为硬件设备的抽象访问提供接口。

CUDA 的核心是 CUDA C 语言，它包含 C 语言的一个最小扩展集和一个运行库，使用这些扩展和运行库的源文件时必须通过 Nvcc 编译器进行编译。CUDA

C 语言编译得到的只是 GPU 端代码，而要管理 GPU 资源，在 GPU 上分配显存并启动内核函数，还需借助 CUDA Runtime API 或 CUDA Driver API 来实现。在一个程序中只能使用 CUDA Runtime API 与 CUDA Driver API 中的一种，不能混合使用。

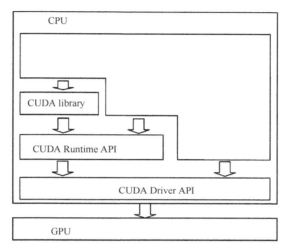

图 3.3.8 CUDA 的软件体系

CUDA C 提供了一种用 C 语言编写设备端代码的编程方式，它对 C 语言进行扩展并添加了相应的运行库。CUDA C 支持大多数的 C 语言指令和语法，同时扩展了使程序能在 GPU 上进行多线程计算的语言。表 3.3.2 总结了 CUDA 函数类型限定符、变量类型限定符、内置矢量类型限定符、内建变量及引入的运算符和函数等方面与 C 语言的差异。

表 3.3.2　CUDA C 语言变化表

类型	变化规则
函数类型限定符	用于区别函数是在 host 还是在 device 上执行：__device__、__host__ 和 __global__
变量类型限定符	用来区分被存储于内存还是显存。在 CPU 上所运行的程序，编译器能够自动决定将数据存储于内存还是寄存器，而在 CUDA 编程模型中，存储器的种类多达 8 种，为了区分各种不同的存储器，引入限定符：__device__、__shared__ 和 __constant__
内置矢量类型	如 char4、ushort3、double2、dim3 等，他们是由基本的整型或浮点型构成的矢量类型
4 个内建变量	为了索引线程块和线程，引入 blockIdx 和 threadIdx。为了描述线程网格和线程块维度引入 gridDim 和 blockDim。为了查询 warp 中的线程数量引入 warpSize
引入<<<>>>运算符	用于指定线程网格和线程块维度，传递执行参数
引入一些函数	同步函数、测时函数、纹理函数、数学函数、原子函数、warp vote 函数、memory fence 函数

4. Nvcc 编译器　Nvcc 是 NVIDIA 公司提供的用于编译 CUDA C 程序的编译

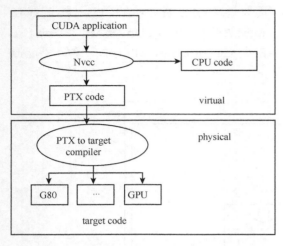

图 3.3.9　Nvcc 编译流程

器，其编译流程如图 3.3.9 所示。一个 CUDA 的应用程序（CUDA applica- tion）首先通过编译器的前端，即 CUDAfe 自动将.cu 文件分为带有 CU DA C 的语句部分和不带 CUDA C 的语句部分，即主机端代码（CPU code）和设备端代码，然后调用不同的编译器进行编译。主机端代码或称为宿主代码以 C 文件的形式输出，交给本地 C/C++编译器进行编译。设备端代码由 Nvcc 编译成并行线程执行（parallel thread execution，PTX）代码（PTX code）或二进制代码，由目标编译器（target com- piler）进行编译。当两部分文件都编译完毕，Nvcc 再将他们连接成可执行文件。使用 CUDA 驱动 API 时，可以单独执行 PTX 代码，而忽略 Nvcc 编译得到的主机端代码。PTX 类似于汇编语言，是为即时编译器（just in time compiler，JIT）设计的输入指令，当不同显卡使用的机器语言不同时，JIT 可以运行同样的 PTX，从而提高兼容性和可扩展性。

5. CUDA 的硬件架构　不同于 CPU 需要处理复杂任务，GPU 的设计是为了执行大量的简单任务，它面对的问题能够分解成很多可同时独立解决的部分，在代码层面就是很多个线程同时执行相同的代码，所以 GPU 相应设计了大量的简单处理器，称为流处理器（streaming processor，SP）。SP 是最基本的处理单元，主要完成整型、浮点型运算等工作。GPU 进行的并行计算，实际上是很多个 SP 同时处理的结果。多个 SP 加上其他的一些资源，如存储资源、共享内存、寄储器等组成一个流多处理器（SM）。GPU 执行程序时的调度单位称为 warp（线程束），SM 在管理执行并行任务时，以 warp 为单位。目前 CUDA 的 warp 大小为 32，同在一个 warp 中的线程可以以不同的数据资源执行相同的指令。

随着技术的不断发展，NVIDIA 公司也在不断更新其 GPU 产品。NVIDIA 公司通过 CUDA 计算能力（compute capability）这一概念对 GPU 产品进行区分。计算能力并非是衡量浮点型运算的能力，而是描述 CUDA 设备支持 CUDA 平台功能的程度。不同的计算能力在不同程度上支持着 CUDA 的各种特点，如线程块的尺寸、共享存储器的大小、寄存器的个数、多处理器上可同时激活的最大线程数量等。

目前 NVIDIA 公司显卡的 GPU 硬件架构分为四种：费米（Fermi）架构、开普勒（Kepler）架构、麦克斯韦（Maxwell）架构和帕斯卡（Pascal）架构。其中费米架构的代表性显卡型号为 GTX580、GTX480、GTX470 和 GTX550TI；开普勒架构的代表性显卡型号有 GTX650、GTX660 和 GTX670。另外，专为大数据分析和大规模科学计算而推出的 Tesla 系列，如 K40 GPU 也是基于该架构；麦克斯韦架构的代表性显卡型号有 GTX750、GTX980 和 GTX850；帕斯卡架构的代表性显卡型号为 GTX1060、GTX1070 和 GTX1080。使用中可利用 CUDA-Z 获得所用显卡的性能参数。图 3.3.10 所示为 GeForce GTX850m 显卡的性能，可见其计算能力（Compute Capability）为 5.0。查阅 CUDA 的技术支持文档可知该显卡为主存提供了 24kB 的访问缓存、支持统一内存寻址并具有对多级缓存访问进一步优化等功能。另外，该显卡有 5 个流多处理器（Multiprocessor），640 个计算核心（Core）。每一个块中所能使用的寄存器容量（Regs Per Block）为 65 536 个字节，所能使用的最大线程数（Threads Per Block）为 1024 个。

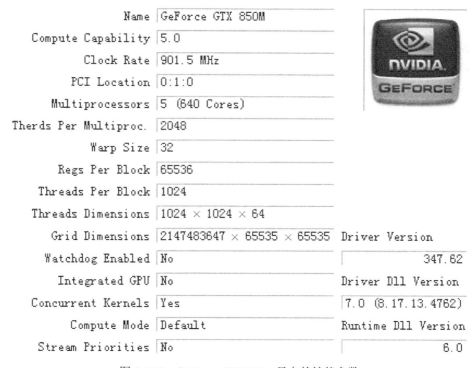

图 3.3.10　GeForce GTX850m 显卡的性能参数

6. CUDA 并行算法的多重优化　CUDA 程序的目的是以最短的时间正确地完成计算任务。这就要求考虑算法、指令流吞吐量、存储器带宽、并行划分、存储器的分配等多方面因素，最终侧重于整个计算的吞吐量，最大化并行度。一般来说，一个优秀的 CUDA 程序应该具有以下几个特征。

（1）当数据规模一定时，选用算法的计算复杂度应不明显高于其最优算法。

（2）设置的活动线程束（active warp）的数量能够使 SM 满载。当活动线程块（active block）的数量超过 2 个时，就能够有效地隐藏访存延迟。

（3）程序应该对存储器的多层化模型进行合理使用，最优化地利用该模型，并使用适当的方式进行访存，以便获得最大带宽。

（4）当计算瓶颈出现在指令流运算部分时，对指令流的效率应该已经进行了充分的优化。

在实际工作中，对并行程序的优化是一项烦琐的工作，需要花费大量的人力去调试，其间可能会出现各种各样的问题，而性能的提升还有可能不如人愿，因此要求程序人员对 GPU 架构有着更为深入的认识，能够综合各方面因素，不断试验，选择一个合适的优化方案，但同时也需要考虑时间成本和性能优化程度之间的平衡。

7. GPU 在心脏电生理仿真中的应用　以二维窦房结-心房电生理模型的解算为例，介绍 GPU 在心脏电生理仿真中的具体应用。图 3.3.11 为构建的一块包含窦房结和心房的二维组织。每个网格代表一个细胞，窦房结采用 Zhang 模型，其内部为一块非匀质组织，从中心到与心房交界的边缘在细胞大小、容量、缝隙连接电导等方面呈现指数样的递变。

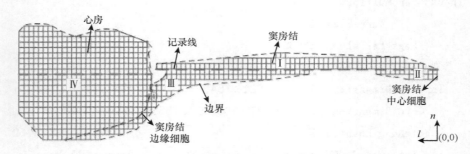

图 3.3.11　窦房结和心房二维组织模型示意图

图 3.3.12 给出了利用 GPU 进行模型解算的过程。在进入解算之前，首先由主机负责 kernel 启动前的初始化工作、数据的准备，在此期间并行计算所需的常量被存储到统一的内存，并行计算所需函数被声明，并将函数限定为主机端 CPU 调用设备端 GPU 执行的方式。之后由 GPU 将各细胞的计算任务分配到不同线程上，同时完成窦房结和心房细胞动力学模型的解算。利用五点差分格式考虑电位扩布的影响，计算出每个单细胞的实际电位值之后，以时间步长为单位递进，重复以上步骤，反复循环直至到达预设的仿真时间。在膜电位计算的同时分批次将计算结果复制回主机端，以待后续处理。

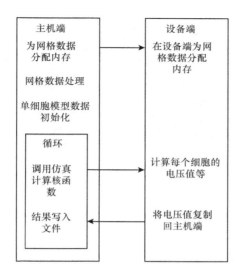

图 3.3.12 模型解算过程示意图

在上述过程中，为了将常量申请在 GPU 的常量存储器中可采用以下例句，以使程序在执行时这些常量能够保持不变并提高读取的速度：

__device__ __constant__ double Ca_o_atrium = 2.0；　//心房细胞外钙离子浓度

__device__ __constant__ double K_o_atrium = 4.0；　//心房细胞外钾离子浓度

__device__ __constant__ double Na_o_atrium= 140.0；//心房细胞外钠离子浓度

此处，前缀"__device__"指明 GPU 调用并且由 GPU 计算，"__constant__"说明这些常量存储在 GPU 的常数存储器（constant memory）空间，网格（grid）中所有线程均可对其进行访问。

以下例句通过"__managed__"将变量定义在统一寻址的存储器（unified memory）内，即图 3.3.13 中所示的系统存储器（system memory）和 GPU 存储器合并构成的一块可统一寻址的存储器内，使这些变量可以由 CPU 和 GPU 共享，从而免去了数据在 GPU 和 CPU 间的相互交换，提高了访问速度：

__device__ __managed__ double　Y[38][L_SAN][N_SAN]；
　　　　　　　　//求解常微分方程时的初值，包括细胞膜电位和跨膜电流

__device__ __managed__ double　dY[38][L_SAN][N_SAN]；
　　　　　　　　//细胞膜电位和各种跨膜电流的变化量

如图 3.3.13 所示，CUDA6.0 之后的版本在现有的内存池结构上均增加了一个统一内存系统，程序员可以直接访问任何内存/显存资源，或者在合法的内存空间内寻址，而不用顾及涉及的到底是内存还是显存。将变量申请为内存统一编址的变量后可在主机和设备程序中直接调用这些变量，而无须在主机和设备之间复制代码，从而大大缩短了代码数量和编写、维护的难度。

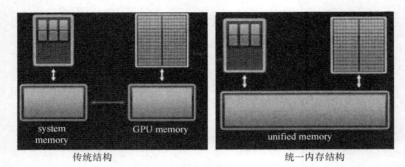

传统结构　　　　　　　　　　　　　　统一内存结构

图 3.3.13　统一内存结构说明

对于窦房结和心房的单细胞模型解算，可通过"__global__"将其设定为 CPU 调用、GPU 具体执行的函数，如以下例句所示：

__global__ void init_SAN（）；　　　　　//对窦房结细胞模型参量初始化

__global__ void init_atrial（）　　；　　//对心房细胞模型参量初始化

__global__ void atrial_compute（）；　　//计算心房细胞门控、电流等参量

__global__ void fivepoint（）；　　　　//利用五点差分法计算扩布电流

每个细胞的计算需要交给 GPU 中不同的线程来完成，如果用（l，n）代表图 3.3.11 中细胞在 x 轴和 y 轴的位置，便可通过以下例句建立细胞与二维线程块和线程之间的关系：

　　　　int l = threadIdx.x + blockDim.x × blockIdx.x；

　　　　int n = threadIdx.y + blockDim.y × blockIdx.y；

在上述第一条语句中，blockIdx 为线程块特定的索引值，blockDim 为线程块中可用的线程数，threadIdx 为线程块中每个线程特定的索引值，如图 3.3.6，线程块 block（0，0）中的第一个线程的 threadIdx 为 0，第二个为 1，以此类推。CUDA3.0 及之后的版本中，每个线程块最多包含 1024 个线程。假设设定 blockDim 为 256，则线程块（0，0）中 l 的取值为 0～255，线程块（0，1）中的取值为 256～511，以此类推。这里需要特别说明的是在 kernel 函数中，局部变量 l 对每个线程而言是私有的，也就是说每个线程都生成 l 的一个副本，如果 kernel 函数启动了 1 万个线程，l 就有 1 万个副本，并且给每个线程分配的 l 值对于其他线程而言是不可见的。

如果处理的是一个三维组织模型，则可用语句"dim3 dg（x，y，z）"进行定义，其中，dim3 为关键字，定义一个三维变量；dg 表示网格的维度，对于二维网格而言，z 取值为 1。例如：

dim3 dg（40，4，1）；

以上例句指定了 x 方向的线程块为 40 个，y 方向的线程块为 4 个。如果进一步指定线程数可采用以下例句：

dim3 db（10，10，1）；

其中，db 代表线程块的维度，即 x 方向和 y 方向各有 10 个线程。

GPU 中运行的核函数，可利用如下的例句指定函数的维度。例如，窦房结细胞模型初始化函数的维度：

init_SAN＜＜＜dg，db＞＞＞（）；

以上语句设定该函数在执行时线程块在 x 方向和 y 方向分别设定 40 个和 4 个，每个线程块中的线程在 x 方向和 y 方向各设定 10 个。在确定了线程块的尺寸之后，利用"＜＜＜　＞＞＞"启动该核函数，CUDA 便会在 GPU 上创建并分配线程，开始 GPU 的仿真计算。

当涉及多个内核函数时，由于各个线程在运行时往往不同步，所以在计算完成的时候一般利用如下语句进行同步处理：

cudaDeviceSynchronize（）；

8. 并行效果的评估　除了对程序具体运行时间进行测算以评估并行效果外，还可利用 NVIDIA Visual Profiler 对程序运行过程中的参量进行分析。如图 3.3.14 所示，通过左侧的分析栏可以清楚看到各函数的运行情况。图中首先给出了运行时应用程序编程接口（Runtime API）和驱动应用程序编程接口（Driver API）的使用情况，Driver API 仅在程序开始阶段使用，Runtime API 在程序运行过程中提

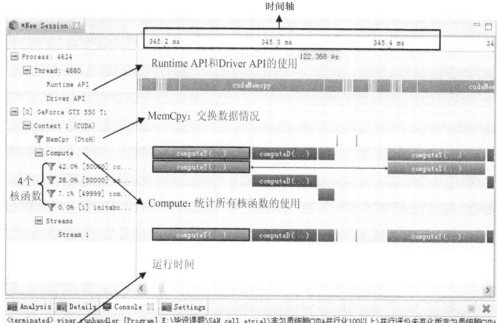

图 3.3.14　程序运行过程分析

供数据的复制、内存的管理等方面的支持。MemCpy 则给出了设备向主机复制数据的情况，Compute 栏包括核函数大致的调用情况及在整个运行过程中所占百分比。另外，通过右侧的时间分析栏还可以看到核函数每次调用之间的间隔时间，以及各个核函数依次交替执行的情况等信息。

除了 Compute Visual Profiler 以外，NVIDIA 还提供了 CUDA 资源占用率计算器（occupancy calculator），以便了解资源占用情况。如图 3.3.15 所示，左侧部分上面的两个表格是需要填写的，其余表格给出了统计及评估的结果，右侧的图表则会给出相应设置时资源占用率曲线：纵坐标是每个多处理器上被激活的线程束（warp）的数量，横坐标是图表关心的特定设定量，小三角对应的纵坐标值即是当前内核在每个多处理器上被激活的 warp 数量，由此可以得到资源占用率。

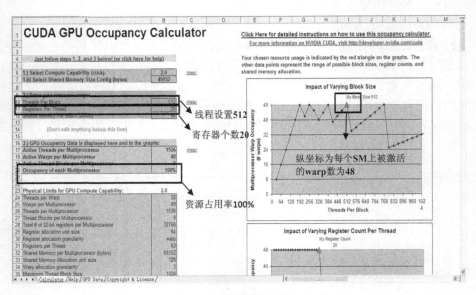

图 3.3.15　资源占用率界面

目前，为了更好地满足开发人员的需要，CUDA 已经具备了完善的工具库。在编程语言方面也支持常用的 C/C++、Fortran、Python，同时也支持类似于 OpenCL、OpenACC 等异构平台计算框架，这些都确保了程序开发的灵活性，满足了不同平台的需求。另外，在代码的调试方面，NVIDIA 提供了专门的调试工具 NVIDIA Nsight，该工具通过读入编译的程序文件，计算 GPU 函数和数据传送的耗时情况，并且给出相关的建议让用户调整程序来提高效率。当前 CUDA 最新的版本达到了 9.1，并且可以更好地支持 C++语言的新特性。相信随着技术的发展，基于 GPU 的并行计算将会发挥越来越大的作用。

（张　虹）

参 考 文 献

[1] Vandido C，David SR. Quantitative Cardiac Electrophysiology [M]. New York：Marcel Dekker Inc.，2002：1-582.

[2] Potse M，Dube B，Richer J，et a1. A comparison of monodomain and bidomain reaction-diffusion models for action potential propagation in the human heart [J]. IEEE Trans Biomed Eng，2006，53（12 Pt 1）：2425-2435.

[3] Qu ZL，Garfinkel A. An advanced algorithm for solving partial differential equation in cardiac conduction [J]. IEEE Trans Biomed Eng，1999，46（9）：1166-1168.

[4] 金印彬，杨琳，张虹，等. 二维心室肌中动作电位传导的数值算法研究[J]. 西安交通大学学报，2004，8（8）：851-854.

[5] Jue T. Modern Tools of Biophysics，Handbook of Modern Biophysics [M]. New York：Springer，2017：81-107.

[6] 罗秋明. OpenMP 编译原理及实现技术[M]. 北京：清华大学出版社，2012.

[7] Cook S. CUDA 并行程序设计：GPU 编程指南 [M]. 苏统华，李东，李松泽，译. 北京：机械工业出版社，2014.

第 4 章　心脏器官级电生理模型及虚拟心脏

心律失常在心血管病患者中较为常见，其患病率和死亡率仍处于上升阶段[1]。尽管心律失常的诊断和治疗方法很多，如通过各种成像技术和心电图进行诊断，通过抗心律失常药物、人工起搏器、心脏支架和搭桥、射频消融等方法治疗，在一定程度上降低了心律失常致死率，但是某些治疗方式，如抗心律失常药物和射频消融若使用不当，不但不能达到治愈的效果，反而可能成为导致心律失常发生的主要因素。究其原因，关键在于对心律失常发生的内在机制仍缺乏足够的认识。

心脏电生理模型提供了从复杂系统角度认识心脏结构、行为和控制机制的方法。它利用计算机技术，并结合膜片钳、组织成像技术等多种先进的生物学信息获取方法，以及数据挖掘、三维重建等信息统计分析处理技术，实现了心律失常定量化的研究及从微观分子到宏观器官研究的统一。

4.1　心脏电生理的建模及仿真

心脏器官级三维电生理模型最接近于实际心脏的结构和功能，因此是开展心脏电活动定量研究、建立虚拟心脏模型的基础。如果从多物理尺度的角度来看，三维器官模型一方面是一维纤维、二维心肌组织的扩展，另一方面它考虑了心脏各部分的解剖结构和纤维走向，并通过反应-扩散方程描述了细胞电活动产生和传导的过程。因此，三维模型可用于研究特殊几何结构和组织异质性对电传导的影响，从整体上分析电传导的过程，比一维和二维组织上的研究更加逼真[2]。如果与心脏躯干模型相结合，还可研究心脏电传导与体表心电图（ECG）、体表电位图（BSPM）的对应关系，从而实现心电的正问题和逆问题研究，为临床诊断和治疗提供依据。

心脏腔室较多，内部结构极不规则，是高度特异化的器官。不同组织功能包含不同的细胞类型，彼此通过缝隙连接相连。另外，心脏内部除了有保证血液单向的瓣膜结构，还有与体循环和肺循环相匹配的大血管相连的结构。因此，作为模拟真实心脏电生理活动的先决条件，获取详尽的解剖结构数据是建模的关键。

4.1.1　心脏解剖结构的三维重建

心脏解剖结构的重建一般都以数字图像为载体。如图 4.1.1 所示，重建时首先需要获取原始形态学图像；之后对图像进行预处理，增强图像质量；然后进行分割，并根据某些特征对关注的组织功能区进行分类；最后进行三维数据的体重建和网格的划分。

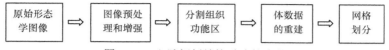

图 4.1.1　心脏解剖结构重建的流程

可见，虚拟心脏解剖结构的数学建模主要涉及数据源的获取和优化及组织结构功能性分化两个关键问题。对于前者，希望找到包含更高分辨率和更多信息的数据源，并能重建出完整的三维心脏结构。对于后者，期望可以综合运用各类工程方法，并结合先验的心脏解剖结构知识，实现心脏组织功能区的分割[3]。

1. 原始形态学图像的获取　目前，心脏解剖结构的重建主要通过临床医学图像、虚拟人数据和心脏生理标本等方式获取数据源。其中，计算机断层扫描（CT）和磁共振成像（MRI）是利用医学成像系统获取解剖结构最常用的两种手段。

（1）医学影像设备：计算机断层扫描（computed tomography，CT）是利用精确、准直的 X 线束和灵敏度极高的探测器一同围绕被测体的某一部位进行断面扫描而获取图像的技术。探测器用于接收透过断层的 X 线并转变为可见光后，由光电转换变为电信号，再经模拟/数字转换器转为数字量，最后输入计算机进行处理。CT 图像是由一定数目由黑到白不同灰度的像素按矩阵排列所构成的。这些像素反映的是相应体素的 X 线吸收系数。不同 CT 装置所得图像的像素大小及数目不同。像素越小，数目越多，构成图像越细致，即空间分辨率（spatial resolution）就越高。CT 图像的灰度反映了器官和组织对 X 线的吸收程度。因此，与 X 线图像所示的黑白影像一样，黑影表示低吸收区，即低密度区，如含气体多的肺部；白影表示高吸收区，即高密度区，如骨骼。但是与 X 线图像相比，CT 具有更高的密度分辨率（density resolution）。因此，人体软组织的密度差别虽小，吸收系数虽多接近于水，但也能形成对比而成像。CT 图像常用的是横断面。为了显示整个器官，需要多个连续的层面图像。通过 CT 设备上图像的重建程序还可得到冠状面和矢状面的层面图像，多角度查看器官和病变的关系。

微计算机断层扫描技术（micro-computed tomography，micro-CT）又称微型CT 或显微 CT，与普通临床 CT 最大的差别在于分辨率极高，可以达到微米（μm）级别，便于了解样本的内部显微结构。与临床 CT 普遍采用的扇形 X 线束不同，micro-CT 通常采用锥形 X 线束，这样不仅能够获得真正各向同性的容积图像，提高空间分辨率和射线利用率，而且在采集相同 3D 图像时速度远远快于扇形束。micro-CT 主要用于医学、药学、生物、材料、电子等领域的研究。

核磁共振成像又称磁共振成像（nuclear magnetic resonance imaging，NMRI，简称 MRI），是继 CT 后医学影像学的又一重大进步。其原理是将被测物置于特殊的磁场中，用无线电射频脉冲激发被测物体内的氢原子核，引起氢原子核共振，并吸收能量。在停止射频脉冲后，氢原子核按特定频率发出射电信号，并将吸收的能量释放出来，被体外的接收器收集，经计算机处理获得图像。可见，MRI 图像是根据强磁场中放射波和氢核的相互作用而获得的。MRI 设备主要由磁体、梯度磁场、射频线圈、采集系统和计算机构成。与 CT 图片一样，MRI 图像为黑白灰度，但不表示密度，而是信号的强度。由于具有多于 CT 数倍的成像参数和高度的软组织分辨率，使其对心脏这类软组织的对比度明显高于 CT。心电门控技术的引入克服了心脏运动对成像的影响，使 MRI 更能清楚、全面地显示心脏结构。但 MRI 的空间分辨率不够高，且难以给出纤维的走行方向。

磁共振弥散张量成像（diffusion tensor magnetic resonance imaging，DT-MRI）是 MRI 的一种特殊形式。它利用生物组织中水分子的弥散各向异性进行成像，可更加准确地研究心肌内水分子的弥散状况，了解不同心肌各向异性弥散的特点，并根据心肌中水分子的扩散方向估测心肌纤维的走向。

（2）虚拟人数据：虚拟人数据则是通过"数字化虚拟人"计划获取解剖结构的一种方式。该计划包括"虚拟可视人""虚拟物理人"和"虚拟生物人"三个阶段。具有几何图形和视觉效果的为"虚拟可视人"，也称"虚拟解剖人"；附加物理化学信息的为"虚拟物理人"；附加人体各种生物信息的则为"虚拟生物人"。目前，一些发达国家初步达到了"虚拟可视人"阶段，即获取了"虚拟可视人"几何图像信息，而对"虚拟物理人"和"虚拟生物人"的研究和探讨仅限于局部器官。

"虚拟可视人"计划最早由美国国立医学图书馆发起，旨在将人体解剖结构数字化和可视化。它通过冰冻、切削尸体，并用数码相机拍摄断层图像的方式实现人体结构的数字化。其男性的图层间距为 1mm，每个像素的空间分辨率是 0.33mm。女性的图层间距为 0.33mm，数据集是男性的 3 倍。继美国之后，包括韩国、中国、德国、英国在内的许多国家也先后实施了该计划，并应用于教学、科研、临床诊断和治疗、虚拟现实等领域。

"数字化虚拟人"研究是一项信息医学、生物技术、计算机技术等多学科相互交叉、综合发展起来的前沿性交叉学科，将对人类科技发展和社会进步产生深远的意义。但目前虚拟人数据的主要问题是无法获得心肌纤维旋向的分布，但其优势是可同步重建躯干、肺、心脏或其他组织器官，这种完整的个体信息库非常方便宏观心脏电生理的仿真研究。

（3）生理组织标本：利用生理组织标本的方法是使用离体心脏生理标本作为数据源，综合应用解剖学、影像学的处理和测量方法，如明胶灌注、血管显像、影像学数据扫描采集等技术，获取和处理标本数据。同时还可采集心房、心室、大血管等体数据和纤维旋向，进行心脏的三维重建。近年来，Aslanidi 小组的科研人员利用 micro-CT 对犬的离体心房组织及其周围静脉进行了解剖结构重建，得到了内部精细的显微结构及纤维的走行方向，像素的分辨率达到了 36μm。这种方法的局限性是无法同步获取躯干和其他器官组织的信息。

综上所述，上述技术和方法的应用使虚拟心脏解剖结构的建立有了长足的发展，至今已经构建了包括鼠、兔、犬、猪、人等不同物种在内的针对不同组织结构或全心脏的解剖结构数学模型，以及针对心脏关键部位如窦房结、房室结的局部解剖学数学模型。表 4.1.1 给出了部分已发布的模型。

表 4.1.1 心脏解剖结构数学模型

模型发布者	物种	组织属性	数据来源	纤维旋向
Stevens [4]	猪	心室	生理组织标本	有
Henriquez [5]	鼠	心室	DT-MRI	有
Helm [6]	犬	心室	DT-MRI	有
Burton[7]	兔	心室	MRI 联合组织学数据	有
Zhukov[8]	犬	心脏	DT-MRI	有
张宇[3]	人	心脏	生理组织标本	有
Krueger [9]	人	心房	MRI	无
Ferrer[10]	人	心房	生理组织标本	有
Aslanidi[11]	犬	心房	micro-CT	有
Li[12]	兔	窦房结和房室结	MRI	无

2. 三维体数据的重建 心脏解剖结构数据源多为图像，所以建立模型的主要问题在于如何正确分割出数据中的心脏组织、心脏的不同组织功能区及胸腔等部位。

（1）心脏主要的组织功能区：心脏腔体形态是三维心脏组织结构图像重建的基础。图 4.1.2 为心房的解剖结构。左心房的关键部位为左心耳、肺静脉和梳状肌。左心房的梳状肌结构在大多数已经发表的心房模型中没有明确标出，但它会影响

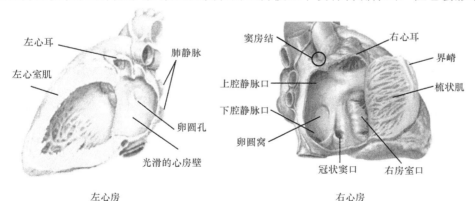

图 4.1.2 心房的解剖结构

左心房的电兴奋传导。右心房的关键部位为窦房结、右心耳、上下腔静脉口、界嵴和梳状肌，其中窦房结是自发电活动产生的关键部位。上下腔静脉口是肌袖细胞在心房颤动中起作用的重要解剖结构。界嵴和梳状肌是电传导的快速通路，它们的结构将直接影响右心房的激动时序[3]。

图 4.1.3 为心室的解剖结构。左右心室的关键部位为乳头肌。右心室三组乳头肌是定位房室束右束支的关键参考点。另外，乳头肌是瓣膜活动的发起者，对心肌的形变约束作用较大，因此是力学建模中的关键位置。除此之外，右心室的流入道和流出道也是建模中需要重点关注的部位。

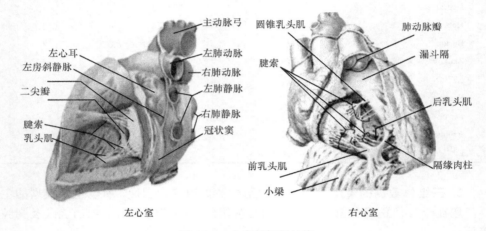

左心室　　　　　　　　　　　　右心室

图 4.1.3　心室的解剖结构

此外，由窦房结、结间束、房室交界区和室内传导构成的传导系统是心脏电兴奋传导的基础，也应视研究的需要进行功能的划分。

（2）图像的处理和分割：在分割前首先要进行图像的处理。坐标变换和滤波是预处理中常用的手段。例如，把重建的心脏模型经坐标旋转变换后放到躯干模型中，用于体表电位、心电磁场的求解；把独立的三维窦房结模型融合到三维心房模型中。这种融合和变换会涉及配准的问题，一般可以借助于商业软件辅助完成。此外，图像也会存在噪声，对其进行滤波（filtering）或平滑（smoothing）就是要抑制噪声，增强图像特征，提高信噪比。滤波处理后要最大限度地保持信号不受损失，不能损坏图像的轮廓及边缘等重要信息，同时尽可能多地滤除噪声。图像的滤波技术通常有空间域法和频率域法两类。其中，空间域法主要是在空间域中对图像像素灰度值直接进行运算处理，常用的有邻域平均法、中值滤波法、改进的增强边缘中值滤波法等。滤波处理是作边界增强，可以方便后续的体边界分割和体表网格重建。此外，有时还需要用到插值，以调整图像的分辨率。

医学图像的准确分割是三维模型重建的基础，但切片图像呈现的非线性混沌状态使得图像分割成为整个重建过程中的难点。常见的医学图像分割方法有边缘检测法、阈值法、聚类法和区域分割等。但这些方法在处理人体切片时都有一定局限性。例如，边缘检测法会在高细节区产生大量琐细边缘，导致难以产生连续的区域轮廓；阈值法难以寻找各分量的谷以确定阈值；聚类法的分割效果在一定程度上取决于初始聚类中心的设定；区域分割虽可以应用图像局部特征的相似性，但在每次分割时须设定种子点。一些科研人员通过综合运用上述方法，利用 Matlab 软件编程对美国虚拟可视人中的男性切片图像进行了分割处理，建立了反映心脏内部各腔室结构的数字化三维模型。他们在聚类法中通过颜色直方图确定初值聚类中心以弥补以往随机设定的缺点。同时借助区域生长法，利用相邻图像的相似性，实现了生长点的自动寻找，并对一组图像采用顺逆序两次处理的方法得以实现在三维空间中的区域生长[13]。

除上述方法外，图像的分割还可借助商业软件采用半自动、半手动的方式完成。运用图像处理软件内置的分割功能时，人为控制因素较少，难以根据个体心脏具体的结构特点有针对性地进行图像的分割。但对于解剖结构要求不高的场合也不失为一个好的选择。常用的商业软件包括 Simpleware、Mimics 和 Avizo。

Simpleware 是由英国 Simpleware Ltd 公司推出的一套集材料工程、生物力学工程、有限元分析等多工业、多学科领域统一解决方案的专业软件。使用软件自带的魔棒工具，在心脏建模中可以帮助选择、分割并提取出感兴趣的区域，重建三维体数据结构。

Mimics 是由比利时 Materialise 公司开发的交互式的医学影像控制系统，是一套高度整合、易于使用的 3D 图像生成及编辑处理软件。通过输入各种二维扫描数据，如 CT、MRI 图像等重建精确的三维数字模型，并以通用的计算机辅助设计（computer aided design，CAD）、有限元分析（finite element analysis，FEA）、快速成型（rapid proto-typing，RP）等数据格式输出，在个人计算机上实现大规模的数据转换。另外，Mimics 提供的 Windowing（窗口）技术可增强图像对比度，Thresholding（阈值）技术和 3D Region Growing（三维区域增长）技术还可进行全自动的分割选择。

Avizo 是德国 Mercury 公司 Visualization Sciences Group 开发的高级三维可视化软件，具有图像的配准、溶解、对齐、图像分割、3D 可视化、数据定量分析、动画制作等功能，可将 CT、MRI、超声、共聚焦显微镜等生成的切片数据进行精确的三维重构。它能轻松检查数据，测量距离、面积和体积，并且对所关心的多个区域进行统计分析，还可通过连接 Matlab 服务器，直接进行 Avizo 数据的 Matlab 估算。

图 4.1.4 为基于美国虚拟可视人切片图像，利用 Mimics 软件提取胸腔几何模型的主要步骤。心脏解剖结构模型的提取与以下方法类似。

（1）读取图像：利用导入（import images）功能将图像导入 Mimics 软件中，并自动定义前（anterior）、后（posterior）、左（left）、右（right）四个方向，手动定义图像的上（top）和下（bottom）两个方向。软件将根据横断面图像自动生成矢状面和冠状面图像，如图 4.1.4（a）所示。

（2）建立蒙板（mask）：方位参数设置完成后进入三视图可编辑操作界面，利用阈值设定工具（thresholding）并提取轮廓。如果阈值设置得太低，将会提取许多噪点；如果阈值设置太高，则有许多组织丢失。轮廓提取的基本原则是在保证重建组织被选取的情况下，尽量不使重建组织以外的结构出现轮廓阴影。按上述原则将轮廓的清晰度和界定阈值调节到合适的程度，形成蒙板，如图 4.1.4（b）所示。

（3）选择热区：利用软件的区域增长工具（region growing）进行热区选择，如果需重建的结构与周围组织灰度值相近，提取时则需采用人工识别的方法，对每层图像进行边缘分割、冗余数据去除、选择性编辑及补洞处理。图 4.1.4（c）为在蒙板基础上利用热区选择和进一步处理后的结果。

（4）提取模型：基于 3D 插补法和软件的三维计算工具，分割（segmentation）菜单中的 Calculate 3D，可将二维图像直接转化成三维模型，重建的模型外形逼真，可平移、缩放、任意平面切割、任意角度旋转，直接清楚地再现组织器官的三维立体形态，并将重建好的三维模型以 STL 格式输出保存。图 4.1.4（d）右下方即为重建出的三维可视化胸腔模型。

3. 网格的划分 获得心脏解剖结构后需要对其进行网格的划分，以生成计算网格模型。网格划分前可先进行预处理，包括修复模型本身的缺陷、模型曲面化、构造曲面片、构造格栅和拟合曲面。图 4.1.5 给出了利用 Geomagic Studio 软件对 STL 格式的心房三维模型进行预处理的主要过程。Geomagic Studio 是被广泛应用的逆向工程软件，可以帮助用户从点云数据中创建优化的多边形网格、表面或 CAD 模型。该软件支持的格式较多，可导入导出各种主流格式。

（1）模型的导入及修复：将心房解剖模型的 STL 格式数据导入软件，然后利用软件自带的网格对模型进行修复，包括去除模型的孔洞和删除钉状物等，目的是为了使模型变得平滑，为后续模型的曲面化做准备。

（2）构造曲面片：通过前一步可以得到没有缺陷的几何模型，然后利用软件的精确曲面模块对模型进行曲面化，并构造曲面片。

（3）构造格栅：将模型的曲面片进一步细化，即在每一个曲面片中建立一个更小尺寸的曲面片网络，如图 4.1.5（a）所示。

（4）拟合曲面：以构造的格栅为基础创建一个非均匀有理 B 样条（non-uniform rational B-splines，NURBS）曲面，并将模型数据保存为 IGS 格式的文件。IGS 文件是根据初始图形交换规范（initial graphics exchanges specification，IGES）标准生成的文件，主要用于不同三维软件系统的文件转换。图 4.1.5（b）为创建的 NURBS 曲面。

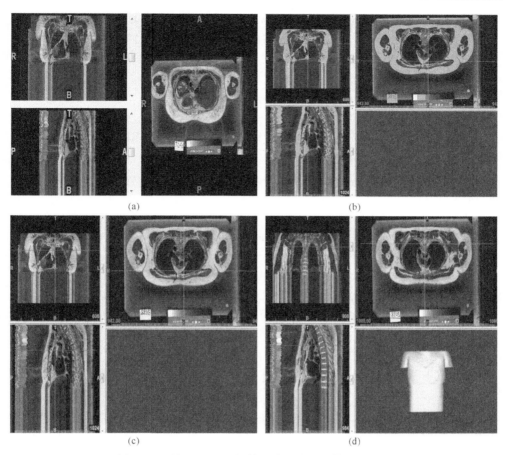

(a)　　　　　　　　　　　　(b)

(c)　　　　　　　　　　　　(d)

图 4.1.4　利用 Mimics 软件重建胸腔几何模型的过程

扫封底二维码获取彩图

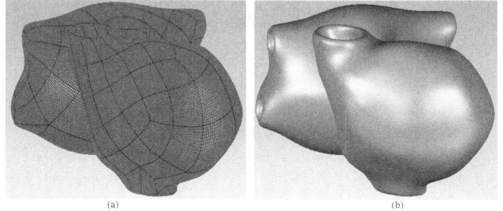

(a)　　　　　　　　　　　　(b)

图 4.1.5　利用 Geomagic Studio 软件对心房三维模型的预处理

　　通过 Geomagic Studio 软件对心房模型进行预处理后建立了几何架构，并将模型数据转化为 IGS 格式，便于后续网格的划分。剖分的形式有面网格和体网格，面网格主要是描述对象表面的结构特征，常采用三角单元剖分。体网格又分为结构网格和非结构网格两类。三维结构网格常用的形式为六面体，非结构网格有四面体或四面体与六面体网格混合的网格形式。

　　网格的剖分也可以借助于商业软件进行。Hypermesh 是美国 Altair 公司的产品，它具有强大的有限元网格划分处理功能。图 4.1.6 为利用 Hypermesh 软件对心房进行四面体网格划分的主要过程。

　　（1）导入及网格的划分：将 IGS 格式的模型数据导入 Hypermesh 中，然后进行网格的划分。划分的过程中需要设定网格的尺寸。尺寸设定过小，则网格数量过于庞大，计算开销过大；网格尺寸过大，则计算不够精确，对模型的描述不够细致。因此，网格划分力求尽量准确地描述几何形状和变形梯度，同时也要考虑生成的网格数量对后续电生理仿真带来的运算量。图 4.1.6（a）为四面体网格划分的结果。

　　（2）标记：如果欲建立一个非匀质组织模型，如体现出窦房结、心房肌、界嵴、梳状肌等不同的组织功能区，需要在划分网格的同时对不同区域进行标记，然后将不同组织的网格数据输出到 TXT 文件中，便于后续的使用。图 4.1.6（b）为窦房结标记的示例。

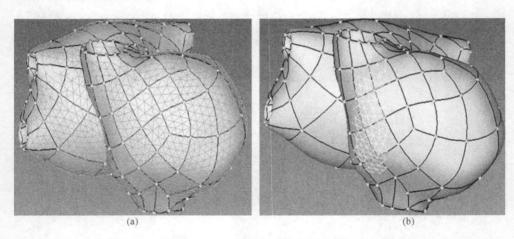

(a)　　　　　　　　　　　　　　　　　　(b)

图 4.1.6　用 Hypermesh 软件对心房进行网格的划分和标记

4.1.2　电生理模型的生成及数值解算

　　如图 4.1.7 所示，将基于细胞离子通道的单细胞模型和激动-扩散模型描述的组织电活动方程结合到已构建的解剖模型中，即将解剖模型生成的每个计算网格视为一个细胞并赋予电活动行为，这便构成了心脏器官级三维电生理模型，边界用无通量条件处理。

1. 扩散矢量和扩散项的处理　在很多仿真研究中,尤其是心室的仿真研究中多假设为轴对称的各向异性传导,也就是说垂直于纤维方向上的所有扩散都被视为是相同的[14]。这种情况下,有效扩散系数(或电导)只有两个主要的值,即沿纤维方向的纵向系数(longitudinal coefficient)D_l 和垂直于纤维方向的横向系数(transverse coefficient)D_t。如果 **A** 是沿纤维方向的一个单位矢量,那么 **D** 可写为

$$\mathbf{D} = D_t\mathbf{I} + (D_l - D_t)\mathbf{A}\mathbf{A}^T$$

其中,**I** 是单位矩阵,$\mathbf{A}^T$ 是 **A** 的转置。于是,有效扩散矢量为

$$d_{ij} = \begin{cases} D_t + (D_l - D_t)a_i a_j & (i = j) \\ (D_l - D_t)a_i a_j & (i \neq j) \end{cases}$$

其中 a_1、a_2、a_3 为局部纤维方向的余弦角。

于是,对笛卡尔坐标系 x_1、x_2、x_3 而言,激动-扩散方程中的扩散项可展开为

$$\nabla \cdot \mathbf{D}\nabla V_m = \sum_{i=1}^{3}\sum_{j=1}^{3} \frac{\partial}{\partial x_i}\left(d_{ij} \frac{\partial V_m}{\partial x_j} \right)$$

$$= \sum_{i=1}^{3}\sum_{j=1}^{3}\left(\frac{\partial d_{ij}}{\partial x_i}\frac{\partial V_m}{\partial x_j} + d_{ij}\frac{\partial^2 V_m}{\partial x_i \partial x_j} \right)$$

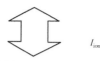

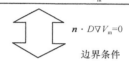

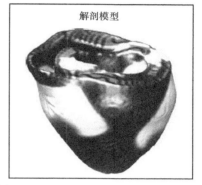

图 4.1.7　心脏器官级电生理模型的生成方法示意

其中 d_{ij} 的导数可用下式计算(在仿真前可将其事先计算并保存起来,仿真中直接代入数值可大大提高计算的效率):

$$\frac{\partial d_{ij}}{\partial x_i} = (D_l - D_t)\left(a_i \frac{\partial a_j}{\partial x_i} + a_j \frac{\partial a_i}{\partial x_i} \right)$$

另外,对空间步长 Δx,扩散项中的其余偏导数可用以下关系式离散化:

$$\frac{\partial V_m}{\partial x} \approx \frac{V_m(x+\Delta x, y, z) - V_m(x-\Delta x, y, z)}{2\Delta x}$$

$$\frac{\partial^2 V_m}{\partial x \partial y} = \frac{\left[V_m\left(x+\Delta x, y+\Delta y, z\right) - V_m\left(x+\Delta x, y-\Delta y, z\right) \right]}{2\Delta x 2\Delta y} -$$

$$\frac{\left[V_{\mathrm{m}}\left(x - \Delta x, y + \Delta y, z \right) - V_{\mathrm{m}}\left(x - \Delta x, y - \Delta y, z \right) \right]}{2\Delta x 2\Delta y}$$

同理，可得到其余方向上的离散化关系式。

对三个主要方向呈正交各向异性的情况，扩散矢量可用以下关系式处理[15]：

$$\mathbf{D} = D_{\mathrm{l}}\mathbf{A}\mathbf{A}^{\mathrm{T}} + D_{\mathrm{o}}\mathbf{B}\mathbf{B}^{\mathrm{T}} + D_{\mathrm{t}}\mathbf{G}\mathbf{G}^{\mathrm{T}}$$

其中，D_{l}、D_{t} 和 D_{o} 分别表示沿纤维方向（fibre axis）、在组织平面内垂直于纤维方向（sheet axis）及垂直于纤维和组织平面方向（sheet-normal axis）的传导系数，如图 4.1.8 所示。$\mathbf{A}$、$\mathbf{B}$ 和 $\mathbf{G}$ 分别为对应方向的单位矢量。

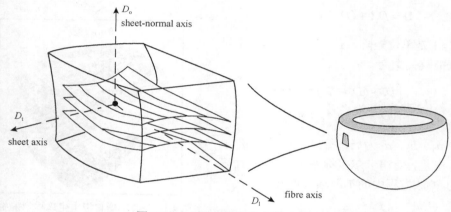

图 4.1.8　心肌纤维方向表达示意图

2. 有限体积法计算扩散项　有限体积法是求解微分方程的常用算法，其特点是可以在不规则网格离散计算区域求解微分方程。对图 4.1.6 所示的心房计算网格模型而言，由于包含不规则网格，因此更适合用该方法求解。

应用有限体积法求解时，将微分方程在一个容积上进行积分，微分方程化为积分方程后，再采用不同的近似方式在容积的边界上对积分项进行处理，从而得到不同的差分格式[16]。借助以上思路，对心肌电活动的扩散方程在四面体内做体积分，得到如下关系式：

$$\int_{\Omega} C_{\mathrm{m}}\frac{\mathrm{d}V_{\mathrm{m}}}{\mathrm{d}t}\mathrm{d}V = \int_{\Omega} \nabla \cdot (D\nabla V_{\mathrm{m}})\mathrm{d}V$$

进一步采用高斯定理，并将梯度与四面体每个面的面积分通过中值定理等效为每个面中心的梯度与面的乘积，得到以下关系式。此处假设为各向同性的传导。

$$C_m \frac{V_m^{t+1} - V_m^t}{\Delta t} V = D_N \sum_{i=1}^{N} \nabla V_m \cdot \boldsymbol{S}$$

式中，N 为一个网格的相邻网格数，V 为网格的体积，V_m^t 为第 t 个时间步长的细胞电位，$\boldsymbol{S}$ 表示网格与网格之间的相邻面的面积矢量。∇V_m 表示电压在各个接触面中心的梯度值。图 4.1.9 是四面体网格的示意图（a）及其几何示意图（b）。其中，P 和 F 为两个相邻网格的重心点，$\boldsymbol{n}$ 为垂直于接触面的单位法向量。O 为网格接触面的重心点，F' 和 P' 为两个网格重心 F、P 在过网格接触面重心 O 点的法线的投影。

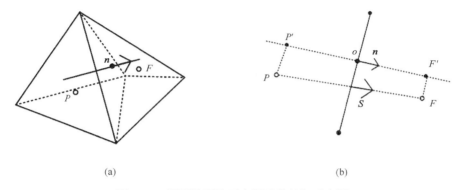

（a）　　　　　　　　　　　　　　　　　（b）

图 4.1.9　四面体网格示意图及其几何示意图

根据四面体的几何图形，可将上式右侧求和部分的每一项离散化为

$$\nabla V_m \cdot \boldsymbol{S} \approx D\left(\frac{\partial V_m}{\partial \boldsymbol{n}}\right)_O \|\boldsymbol{S}\| \approx D\frac{V_{mF'} - V_{mP'}}{\overrightarrow{PF} \cdot \boldsymbol{n}} \approx D\frac{V_{mF}^t - V_{mP}^t}{\overrightarrow{PF} \cdot \boldsymbol{n}} \|\boldsymbol{S}\| +$$

$$D\frac{\nabla V_{mF}^t \cdot \overrightarrow{FF'} - \nabla V_{mP}^t \cdot \overrightarrow{PP'}}{\overrightarrow{PF} \cdot \boldsymbol{n}} \|\boldsymbol{S}\|$$

其中，D 为两个网格间扩散过程的扩散系数，∇V_{mF} 和 ∇V_{mP} 分别表示膜电位在 F 和 P 处的梯度值，可以使用最小二乘法或高斯定理进一步求解[17]。

四面体网格的体积 V 可由下列关系式求解。

$$6V = \begin{vmatrix} 1 & x_1 & y_1 & z_1 \\ 1 & x_2 & y_2 & z_2 \\ 1 & x_3 & y_3 & z_3 \\ 1 & x_4 & y_4 & z_4 \end{vmatrix}$$

其中，x_i、y_i、z_i 表示四面体四个顶点的三维坐标，V 表示四面体网格的体积。

四面体的面积矢量 S 的方向垂直于各个面，模值等于四面体各个面的表面积。

$$S = \begin{vmatrix} i & j & k \\ x_2 - x_1 & x_2 - x_1 & x_2 - x_1 \\ x_3 - x_1 & x_3 - x_1 & x_3 - x_1 \end{vmatrix}$$

方程的边界条件采用无通量 Neumann 条件。在有限体积法中，只需将对应面的通量取值为 0，即可实现对边界网格的计算。

对于各向异性的心脏三维器官模型，由于结构复杂，边界点法矢量的计算难度和计算量较大，可采用其他方法，如相场法求解[18]。

4.2　基于 GPU 的仿真软件的设计

设计仿真软件的目的是为定量研究提供便利。仿真软件应具有友好的人机交互和实时显示的功能。

4.2.1　开发工具和软件架构

图 4.2.1 给出了所设计的软件的主要架构。为实现友好的人机界面，此处利用 Qt 软件设计人机交互模块，并通过该模块启动模型的数值解算，调用 CUDA 并行计算代码完成解算任务，同时可将部分运算结果传回交互模块处理。CUDA 计算的一些数据，如电位，也可通过接口函数传递给可视化工具包（visualization tool kit，VTK）以实现任意指定点电位、动作电位在三维器官上的扩布等信息的实时显示。于是，通过 Qt 的事件管理机制进行统筹安排实现了模块间的功能合作和用户与软件间的交互。

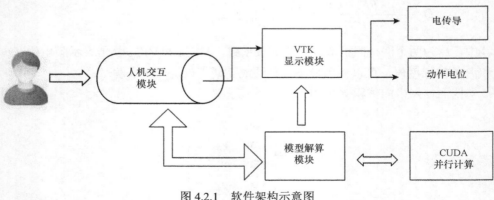

图 4.2.1　软件架构示意图

Qt 最早是由奇趣科技开发的跨平台应用程序开发框架，它主要用于图形用户接口（graphical user interface，GUI）程序的开发，同时也可以开发非 GUI 程序，如服务器和控制台工具。通过使用 Qt，可以一次性开发应用程序和用户界面，然后将其部署到多个系统和嵌入式操作系统，而无须重复编写源代码。目前 Qt 是自由且开放源代码的软件，被广泛应用于各平台上的软件开发中[19]。

模型解算结果的显示主要由 VTK 工具来完成。VTK 是一个开源、跨平台、可自由获取、支持并行处理的图形应用函数库。VTK 主要的应用方向是三维计算机图形、图像处理及可视化，通过 VTK 可以根据许多学科（如气象学、建筑学、医学、生物学或者航空航天学等）的实验数据，进行逼真的体、面、光源等渲染，从而帮助人们理解错综复杂、规模庞大、以数字形式呈现的科学概念或结果。VTK 具有强大的三维图形处理功能，它既支持体绘制也支持传统的面绘制，从而在极大改善可视化效果的同时又可以利用现有图形的硬件和图形库。

VTK 工具提供了对 Qt 的应用接口，可以在 Qt 中嵌入 VTK 的程序，同时 Qt 也负责对 CUDA 程序的调用。因此，整个程序通过 Qt 来调用管理各个部分的功能，并进行统一的任务调度，保证各个功能有条不紊的运行。不过需要注意的是，CUDA 程序的编译使用的是 Nvcc 编译器，Qt 与 VTK 使用的是标准 C++ 11 编译器编译，两者的程序需要放入不同的源文件，并且需要做恰当的设置才能使程序顺利地编译和执行。

4.2.2　交互控制模块的实现

交互控制模块实现的是可视化界面的建立和电生理仿真的交互控制。在 Qt 中，界面的构建可以靠开发者自己编程，也可以利用 Qt 的界面编辑器来实现。Qt 自带按钮、文本框、时间表等元件，每个元件对应完成的功能需要以信号槽的形式编程实现。

信号槽的工作流程如图 4.2.2 所示。发送者表示发送信号的元件可以是多种，如当用户鼠标点击一下按钮，则按钮就是一个元件，点击按钮这个行为被抽象成一个信号，由该元件发送给接受者，然后调用执行函数，该函数被称作槽函数。开发人员需要编写连接函数，以保证发送者的信号能够传递到接受者。使用信号槽机制，将各个元件和实现元件功能的函数连接在一起，完成参数的设置、人机交互控制等功能。

模型的解算主要由 CUDA 并行程序完成，但在与 Qt 程序结合时，考虑到不能使数值计算模块阻滞主程序的运行，因此在程序设计时单独新建一个线程，以将费时费力的计算程序用新线程执行，线程与线程之间的通信则使用信号槽来完成。

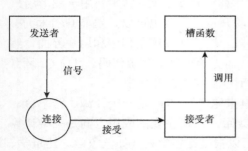

图 4.2.2　信号槽的工作流程示意图

另外，Qt 提供了多线程开发的类 QTh-read。使用该类时需要继承这个类，重写该类中的 run 函数，在 run 函数中调用计算程序。需要注意的是，为了防止线程之间调用同一个资源时产生冲突，例如，计算模块向膜电位写入计算的结果时，显示模块同时需要读取电位值，那么此时程序有可能崩溃，影响仿真的正常进行，此处可使用互斥锁，以保证在同一个时刻只有一个线程能够访问同一变量。互斥锁是保护线程间共享变量的一种方法，当一个线程需要访问共享变量时，需要将互斥锁上锁，结束访问之后，解锁互斥锁。而当其他线程需要访问共享变量时，发现互斥锁处于上锁状态，就会使线程进入阻塞状态，只有互斥锁回到了解锁状态，才能继续对共享变量进行访问。

4.2.3　基于 VTK 的显示模块设计

心脏器官级模型的显示主要由 VTK 程序实现。VTK 的显示是基于管线的设计模式，即将预处理的数据在管线中流动，不同的阶段对数据进行不同的处理。由图 4.2.3 可知，VTK 管线的功能主要是对几何数据进行处理，生成可以被绘制的几何体，渲染引擎的功能是对得到的几何体进行渲染绘制。可视化管线由三个部分，即 Source 对象、Filter 对象和 Mapper 对象组成。Source 对象的功能是得到原始的几何数据，如 CAD、三维坐标数据等。Filter 对象的作用是对得到的几何数据进行处理，得到需要的数据，如等值线、表面提取等。在可视化管线中，Filter 对象可能有一个或者多个，取决于程序开发人员的需求。Mapper 对象是可视化管线的末端，它的作用是将输入的数据转换为基本的几何图元（点、线、多边形），然后输入渲染引擎进行渲染。在可视化管线中，数据是以 VtkDataSet 类保存传输的[20]。

渲染引擎主要负责数据的可视化表达，渲染引擎由 Actor/Volume 对象、Renderer 对象、RenderWindow 对象组成。其中 Actor/Volume 对象的功能是处理可视化对象数据，同时负责控制颜色、不透明度等参数。Renderer 对象负责对场景的渲染，其中场景的组成包括 Actor/Volume、Camera（相机）和 Light（灯光）。RenderWindow 对象的功能是将 VTK 的渲染引擎与操作系统衔接在一起。由于 VTK 是一个跨平台的库，因此，不同操作系统有着不同的图像渲染方法，RenderWindow 对象类的作用就是选择操作系统所对应的方法渲染 VTK 数据。同时由 Interactor（交互器）提供独立于平台的响应鼠标、键盘和时钟事件的交互机制。

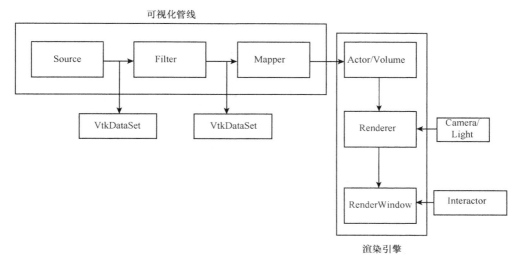

图 4.2.3　VTK 的管线结构

基于上述管线结构，此处仿真软件在管线的每一步中设置三维显示所需要的各种信息。在 Source 类中读入三维网格的结点坐标、网格结构、电位值等参量，并保存为四面体网格的数据集，提交给 Mapper 类。在 Mapper 类中设置颜色表，由于不同电位通过不同的颜色表示，所以在这里设置颜色和电位的对应关系，然后将设置的颜色表保存在 Mapper 中，交由 Actor 类继续处理。在 Actor 类中设置图像的透明度和灯光，在 Renderer 类中设置背景颜色和摄像机的位置，最后在 RenderWindow 类中设置事件管理和交互。

图 4.2.4 为仿真软件显示模块的工作流程。首先读入节点坐标、网格数据这类几何信息，接着读入网格细胞的电位值，通过 VTK 的可视化管线和渲染引擎进行数据处理，最终显示三维模型的图像，并同时等待其他模块的信号。在计算模块中，每过数个时间步长，就向图像在线可视化模块发送一个信号，接收到信号的可视化模块更新网格细胞的电位值，通过管线更新三维图像。

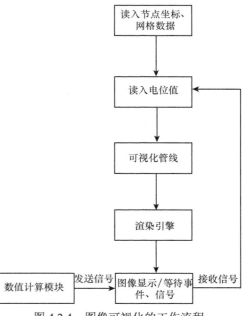

图 4.2.4　图像可视化的工作流程

4.2.4　数据处理和并行计算

在电生理模型的解算和仿真过程中，每个细胞网格当前时刻的电学属性只与它及其周围细胞在前一时刻的电学属性有关，于是，同一时刻各个细胞的电学属性没有相互的依赖关系，因此，可利用 CUDA 并行计算，让每个线程负责一个心肌细胞电学属性的计算。图 4.2.5 为基于 GPU 的心房电生理模型的数据处理和解算过程。以有限体积法计算扩散项为例，首先读入心房的几何结构；然后进行初始化处理，包括时间步长和空间步长的设定，以及窦房结和心房细胞的初始电学属性等；最后将初始值传输到设备端内存，并利用 GPU 完成细胞电学模型的解算，包括窦房结和心房细胞的电位及其扩散项的计算等。在这个过程中，每隔一定时间将电位分布由设备端内存回传到主机端内存，以待可视化等进一步的处理。

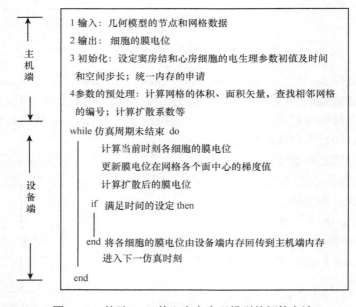

图 4.2.5　基于 GPU 的心房电生理模型的解算方法

由上述计算方法可见，在每次解算扩散项的过程中都需要用到网格的相邻性功能。由于器官级的心脏仿真网格数量巨大，为了进一步提高运行效率，可事先判别出相邻的网格编号并保存。在后续解算期间，通过查找该网格编号即可快速得知相邻的网格。由于相邻网格具有公共的面，而三点决定一个面，所以对于两个四面体的网格只要有三个节点的编号相同即意味着它们是相邻的。为此，首先构造一个大小为 N 的二维向量，其中 N 是节点的总数。每一个节点对应二维向量的一个行向量。然后遍历所有的节点和网格，并将所有包含某一节点的网格编号存入该节点对应的行向量中。最后对所有网格进行遍历，根据某一网格的四个节点所对应的行向量中包含的网格编号，以及三个节点确定一个面的原则，即可得到某网格的相邻网格编号。为了加快这一过程，可利用 OpenMP 完成上述相邻网格的辨识，其伪代码如下：

```
#pragma omp parallel for          //OpenMP 语句，对 for 循环执行并行操作
    for  （int i = 0；i＜N；i++）
{
    #pragma omp parallel for
    for  （int j = 0；j＜M；j++）
    {
        //将所有包含 i 节点的编号为 j 的网格存入 i 节点所在的一维向量中
    }
}
#pragma omp parallel for
for  （int k = 0；k＜N；k++）
{
    //提取第 k 个网格四个节点各自所属的一维向量，三点确定一个面，得到相
邻网格的编号
}
```

图 4.2.6 给出了基于美国虚拟可视人图像建立的心房电生理模型上，采用 GPU 并行计算技术得到的电活动产生和传导的过程，由图可见，在一个心动周期内窦房结细胞的膜电位率先自发升高[图 4.2.6（a）]，兴奋向周围扩布并传导到界嵴[图 4.2.6（b）]，界嵴区全部兴奋后开始传导到梳状肌和 Bachman 束[图 4.2.6（c）]。然后，电兴奋沿着梳状肌开始向右心房后壁传导，同时兴奋通过 Bachman 束传导到左心房[图 4.2.6（d）]，最终使右心房和左心房全部除极[图 4.2.6（e）]。最后，两心房开始复极化并最终恢复到静息电位[图 4.2.6（f）～（h）]。

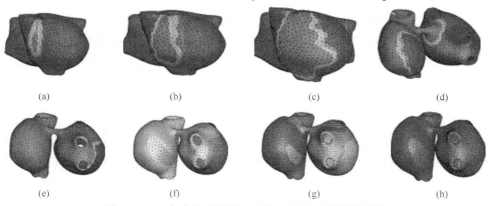

(a)　　　　　　(b)　　　　　　(c)　　　　　　(d)

(e)　　　　　　(f)　　　　　　(g)　　　　　　(h)

图 4.2.6　心房电生理模型上电活动产生和传导的过程

扫封底二维码获取彩图

4.3　虚　拟　心　脏

心脏的电活动是心脏最基本和最重要的生命现象之一。真实的电活动现象和规律与心脏的解剖结构、力学特性和组织特性等密不可分。随着计算机技术的飞速发展和虚拟现实技术在众多方面的应用，除了进行心脏器官级的电生理建模和仿真外，人们更期望建立一个基于计算机的"有血、有肉"的虚拟心脏。目前，虚拟心脏的建立已成为科研人员的终极目标。

4.3.1　虚拟心脏概述

心脏研究除了需要描述它的电生理功能外，还需要体现心脏节律性收缩影响的泵血、冠状动脉主导的心脏血流动力学、瓣膜和心内血流作用的液固耦合、心脏能量代谢和神经控制等活动。这些活动彼此关联，其中任一种改变都会对其他属性产生影响。

因此，虚拟心脏就是利用计算机强大的计算和图形显示能力，通过给计算机心脏模型赋予活体心脏所具有的心肌、血流动力学特性，动态电传导特性，生化特性，并结合各种生理病理知识，使之从形态、结构和功能等方面逼真地再现活体心脏的真实活动，包括电活动、心脏收缩跳动、将血液源源不断送出等过程。因此，虚拟心脏可从亚细胞、细胞到组织、器官的各层次结构及各种复杂生理、病理和药理过程等方面利用计算机建模并通过人机交互来实现仿真实验，最终提供一种快速有效且精确的环境模拟真实心脏的生命活动。它和人们熟知的心脏一样，或者说它非常接近真实心脏，只是更容易被控制、被"解剖""检查"或"测量"[3]。

心脏是人体循环系统的核心，它集机、电、神经调控为一体。因此，虚拟心脏就是一个集机、电、神经和生化控制于一体的综合模型，它的建立需结合丰富的临床实验结果及分子学、生物化学、细胞学和解剖学的相关知识，并与心脏的电学模型和机械模型相结合。由前文可以看出，心脏电活动模型已取得了长足的发展，而且这类模型的研究也较为细致，如心肌细胞的电生理特性、心肌的除极和复极化过程及电兴奋的传播过程等，但在心电诊断学方面的研究还相对滞后和粗略，如 ECG由于信息量少而无法确诊某些疾病；体表电位标测（body surface potential mapping，BSPM）尽管信息量大，但它与微观状态和疾病间的对应关系尚存在许多未知之处。

心脏电活动触发其收缩和舒张，实现心脏的泵血功能，分析心脏的应力应变场的时空分布可得到医学成像等临床方法直接得不到的重要信息，但心壁运动为不规则的 4D 非刚体运动，加之形状的不规则、心肌材料的非线性、瓣膜的振动和血液流动等因素，加剧了应力应变时空分布的复杂性。虚拟心脏机械模型的建立将大大降低这方面研究的难度。心脏机械模型一般具备心肌动力学、电传导和负载等特性，可以分析心电的动态传播过程、瓣膜振动、心包压力、前后负荷等不同负载下的生物力学响应，再现心脏的活动规律。

图 4.3.1 列举了一些虚拟心脏的模型和相关研究[3]。由于冠脉树嵌在心肌中，当心腔压力随心脏收缩导致腔体形变时，冠脉树也会发生形变。图 4.3.1（a）研究了心脏收缩对冠脉树结构和功能的影响。这样的模型可以求解冠脉血压在心脏收缩和舒张期间的变化。除此之外，电力学复合的心脏模型通过模拟心脏电兴奋传导[图 4.3.1（b）]获得心脏力学收缩的时间信息。再考虑各结构点上心肌收缩的力学曲线，就可以仿真一个心脏周期内心脏的位移和形变[图 4.3.1（c）]，复制出正常的心跳序列，计算出相应的射血分数[图 4.3.1（d）]。可见，虚拟心脏是一个多种功能相互作用的非常复杂的综合模型系统。

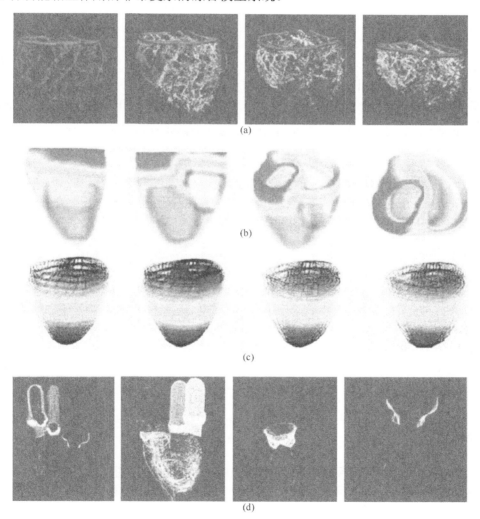

图 4.3.1　虚拟心脏模型

（a）冠状动脉结构模型；（b）心室电兴奋传导模型；（c）双心室力学模型；（d）心室血流动力学模型[3]

4.3.2　虚拟心脏的应用

对于涵盖心脏流体力学、结构力学、心电机械和虚拟组织等多种模型的虚拟心脏，可通过改变其相关参量，模拟不同的疾病状态，动态了解疾病的进展。对于需要手术治疗的心脏病患者，可以通过参数设置，模拟术后疗效，以判断患者的最佳手术方案，还可以利用 3D 打印技术打印出特定的心脏模型，最大限度地完成心脏病患者的精准个体化治疗。该技术还可用于预测器械植入后的心脏功能，如支架植入后的效果，以帮助医生和患者更好地权衡利弊，同时促进医疗器械设计的改进。另外，通过虚拟心脏可实现新药疗效的评估，降低药物研发的风险和成本。

已有报道显示[21]，来自美国 Johns Hopkins 大学的科学家通过建立的虚拟心脏模型，可对心脏病患者的病情进行评估，提前发现问题，防微杜渐，帮助其远离心律失常的风险。如图 4.3.2 所示，他们对 41 个经历过心肌梗死，射血分数小于 35%的心脏病患者进行了磁共振成像，对其心电活动和心脏的几何形状做了电脑建模。而后根据心脏肌肉壁几何形状的计算结果和心电活动的稳定程度，对每个虚拟心脏的心律失常倾向做出评估，打出分数；再使用患者的临床数据，对这些研究结果进行追溯后发现，新方法在预测心律失常上的表现比现有方法好很多。这种非侵入式的个性化风险评估工具，已经显示出了在预防突发心源性猝死上的巨大潜力。此外，它还能为心脏病患者是否需要植入心脏除颤器提供建议，有望减少很多不必要的手术。

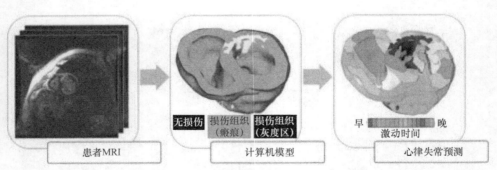

无损伤　损伤组织（瘢痕）　损伤组织（灰度区）

早　　　晚
激动时间

患者MRI　　　　　计算机模型　　　　　心律失常预测

图 4.3.2　虚拟心脏预测心律失常的流程[21]

扫封底二维码获取彩图

此外，科研人员还通过 3D 的 CT 和 MRI 技术建立了如图 4.3.3 所示的虚拟心脏模型，用于室性心动过速（VT）的电生理研究，并帮助判断和预测不同消融靶点对电活动的影响[22]。

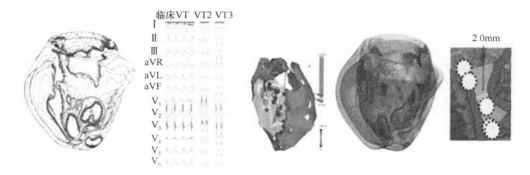

图 4.3.3　虚拟模型用于室性心动过速的电生理研究和消融的评估[22]

扫封底二维码获取彩图

可见，虚拟心脏在提高人们对心脏功能和内在机制的认识，辅助临床诊断、治疗和外科手术，加速新药的开发等领域不仅显现出了重要的学术研究价值，而且有巨大、潜在的应用和社会经济价值[3]。

1. 在科研方面的应用　虚拟心脏是一种新型的研究工具。目前国际上不少虚拟心脏模型已经在心脏基础研究和临床辅助分析诊断中发挥重要作用。它是生物医学领域研究方法和手段的重要补充。使用虚拟心脏模型开展研究具有以下优势。

（1）在进行复杂研究时，如在细胞或亚细胞水平，可以克服在体或离体研究方法对研究时间的限制。

（2）使用虚拟心脏，研究的开销明显比传统实验方法低。不仅可以节约资金，还减少了对人力资源的需求及涉及的伦理道德限制，如某些法律对离体或者在体研究样本种类、数量的限制。

（3）使用虚拟心脏可对信息进行定量的分析和研究，可在任何想要的时间和空间尺度上研究针对模型表达的某个或某些模块机制。

（4）仿真的结果可用众多的方法进行可视化。信息的收集可以按照个体喜好进行，还可以远程使用模型研究，以及交互式地应用于教学和训练等领域。

2. 在药物和仪器开发方面的应用　目前药物研发的周期和耗资巨大。以虚拟心脏为代表的虚拟器官研究可以促进以下几方面的改善。

（1）通过使用计算机模拟辅助筛选药物的主要化合物来加速药物开发的速度。

（2）简化临床前期的数据评估，帮助预测病理、生理条件下药物对心脏的影响和作用机制。

（3）减小伦理、临床测试阶段患者潜在的风险。

未来医疗设备和产品的开发将需要反映更多的人体生理功能状态，这些都可以预先利用虚拟心脏进行模拟和评估，从而缩短产品研发的时间并降低研发的成本。

3. 社会附加价值　包括虚拟心脏在内的虚拟器官技术使得人们可以获得海

量的人体生物信息，这些信息包含大量有价值的数据，可以帮助人们对自身生物本质的认识上升到一个新的高度。它和人类的健康息息相关，具有很高的社会附加值。

（1）虚拟现实和增强现实技术的应用，可实现交互式的计算机模拟，对医生的职业培训将大有帮助。

（2）利用计算机模拟技术可以帮助精确诊断和治疗策略的制定，从而减少不必要的医疗负担。

（3）计算机仿真模型将会帮助个体化医疗，实现诊断流程的标准化，从而减少发病率和死亡率，改进人们的生活质量。

虚拟心脏的建立是一个多学科交叉的最具前沿性的研究方向。由于建立此模型不仅需要生理、解剖及几何结构等数据和相关知识，还需要高性能计算机、并行计算和海量数据可视化技术的辅助，因此，这是一项难度和复杂度极高的技术工作。但随着生物医学工程领域和其他学科的快速发展，一些新方法、新理论被引入心脏建模，可以帮助建立更为复杂和完善的虚拟心脏模型，深入认识心血管系统的运动规律和本质，从而朝着建立复合虚拟心脏仿真模型的最终目标不断深入。相信在不久的将来虚拟心脏的功能将越来越接近真实的心脏，虚拟心脏会在科学研究、临床诊断和治疗、药物和仪器研发等多方面发挥其重要作用。

（张　虹）

参 考 文 献

[1] 陈伟伟，高润霖，刘力生，等. 中国心血管病报告 2016 [J]. 中国循环杂志，2017，2（6）：521-526.

[2] 白杰云，王宽全，张恒贵. 基于心脏电生理模型的心律失常机制研究进展[J]. 生物化学与生物物理进展，2016，43（2）：128-140.

[3] 张宇. 虚拟心脏解剖及电生理数学建模[D]. 杭州：浙江大学，2009.

[4] Stevens C，Remme E，LeGrice IJ，et al. Ventricular mechanics in diastole：material parameter sensitivity[J]. J Biomech，2003，36：737-748.

[5] Henriquez CS，Tranquillo JV，Weinstein D，et al. Three Dimensional Propagation in Mathematic Models：Integrative Model of The Mouse Heart [M]//Zipes DP，Jalife J，Cardiac electrophysiology from cell to bedside. Saunders：Philadelphia，2004：273-281.

[6] Helm P，Faisal M，Miller MI，et al. Measuring and mapping cardiac fiber and laminar architecture using diffusion tensor imaging [J]. Ann NY Acad Sci，2005，1047：296-307.

[7] Burton RAB，Plank G，Schneider JE，et al. Three-dimensional models of individual cardiac histoanatomy：tools and challenges [J]. Ann N Y Acad Sci，2006，1080：301-319.

[8] Zhukov L，Barr AH. Heart-muscle fiber reconstruction from diffusion tensor MRI[C].

Proceedings of the 14th IEEE Visualisation，2003，3：79-84.

[9] Krueger MW，Seemann G，Rhode K，et al. Personalization of atrial anatomy and electrophysio-logy as a basis for clinical modeling of radio-frequency ablation of atrial fibrillation [J]. IEEE Trans Med Imaging，2013，32（1）：73-84.

[10] Ferrer A，Sebastián R，Sánchez-Quintana D，et al. Detailed anatomical and electrophysiological models of human atria and torso for the simulation of atrial activation [J]. PloS One，2015，10（11）：e0141573.

[11] Aslanidi O，Nikolaidou T，Zhao J，et al. Application of micro-computed tomography with iodine staining to cardiac imaging，segmentation，and computational model development [J]. IEEE Trans Med Imaging，2013，32：8-17.

[12] Li J，Inada S，Schneider JE. Three-dimensional computer model of the right atrium including the sinoatrial and atrioventricular nodes predicts classical nodal behaviors [J]. PloS One，2014，9（11）：e112547.

[13] 陈中中，张建飞，苏智剑，等. 建立反映心脏内部各腔室结构的数字化三维模型[J]. 中国组织工程研究，2014，18（49）：7967-7973.

[14] Fenton F，Karma A. Vortex dynamics in three-dimensional continuous myocardium with fibre rotation：filament instability and fibrillation [J]. Chaos，1998，8：20-47.

[15] Hooks DA，Tomlinson KA，Marsden SG，et al. Cardiac microstructure：implications for electrical propagation and defibrillation in the heart [J]. Circ Res，2002，91：331-338.

[16] 陈艳利. 二阶椭圆型方程有限体积法的若干研究[D]. 长春：吉林大学，2014.

[17] Moukalled F，Mangani L，Darwish M. The Finite Volume Method in Computational Fluid Dynamics [M]. New York：Spring，2016.

[18] 张雷. 心脏电生理的快速仿真和交互式可视化方法研究[D]. 哈尔滨：哈尔滨工业大学，2013.

[19] 霍亚飞，程梁. Qt5 编程入门 [M]. 北京：北京航空航天大学出版社，2015.

[20] 张晓东，罗火灵. VTK 图形图像开发进阶[M]. 北京：机械工业出版社，2015.

[21] Mark N. A 3D virtual heart tool [J]. Euro Heart J，2016，37（37）：2813-2815.

[22] Ashikaga H，ArevaloH，Vadakkumpadan F，et al. Feasibility of image-based simulation to estimate ablation target in human ventricular arrhythmia [J]. Heart Rhythm，2013，10：1109-1116.

第5章　室性电活动紊乱和窦房结自律性的定量分析

由细胞离子跨膜运动引起的电兴奋通过低阻值的缝隙连接从一个细胞传导到另一个细胞。尽管细胞在通过缝隙连接时可见微观层面的非连续传导（discontinuity），但是正常情况下，电冲动（electrical impulse）的传导具有连续性。在一些病理生理（pathophysiological）的状态下，微观冲动的非连续性被放大，从而导致电传导的延迟和无组织性，使电活动紊乱致心律失常（arrhythmia）的发生。

基于细胞离子通道的心脏电活动模型建立了基因在离子通道、细胞、纤维、组织、器官和更高层次上的生理功能联系，因此，不仅可以从系统生物学的角度深入挖掘心律失常的产生和演变机制，为临床诊断和治疗提供理论依据，还可以帮助确定抗心律失常药物研发的靶目标，评价药物的疗效，并在开发新的治疗技术和设备中发挥重要作用。

5.1　电流源与电流池

心脏的电传导可否顺利进行与源（source）和池（sink）的关系密切。源是指已经被激发（activated）而兴奋的细胞或一个外部的刺激（extrinsic stimulus）；池是指待激发的细胞。为了使传导顺利进行，由源提供的局部电流即源电流的强度必须超过池所要求的阈电流（I_{th}）。正常情况下该条件可以得到满足，但是当源与池的电流比例在接近 1 的情况下，电传导将发生延迟，甚至出现非连续性。一旦源池比小于 1，则会发生传导阻滞（conduction block）。

下列因素可导致源池比例的病理生理性减小。

（1）不可兴奋区域，如心肌缺血后引起的图 3.1.1 中电阻 R_i 的增大，或缝隙连接电导减小。

（2）在源一侧细胞的内向电流幅度减小导致动作电位幅度降低。

（3）池一侧细胞的兴奋性降低，阈电流提高。

图 5.1.1 为一维纤维组织上发生非连续性传导和传导阻滞的示意图[1]。纤维左侧施加外部刺激，由此产生的动作电位沿纤维组织向右侧传导。由于组织中部为一块不可兴奋的区域（inexcitable zone），当动作电位传导到该区域的边界时兴奋的传播停止。但是，兴奋所引起的局部电流（local circuit current）会继续沿着逐渐增大的轴向电阻右侧流动，使开始的几个不可兴奋的细胞上表现出的跨膜电位不同于正常的动作电位，而且由于阻容特性，这些细胞膜电位沿纤维右侧幅度呈指数式衰减，上升支速率（upstroke velocity）即 dV_m/dt 则呈逐渐减慢的态势。

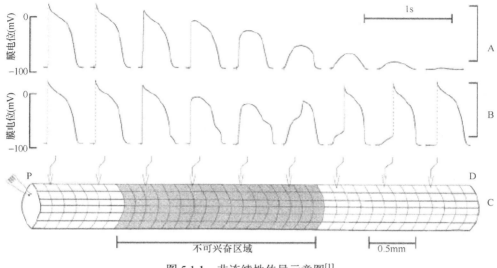

图 5.1.1 非连续性传导示意图[1]

通常将电位衰减到不可兴奋区域开始时峰值电位的 1/e 时的距离称为长度常数（length constant）λ。λ 与跨膜电阻 R、细胞内和细胞外的电阻 R_i 及 R_o 有如下关系：

$$\lambda \propto \sqrt{\frac{R}{R_i + R_o}}$$

不可兴奋区域跨膜电位的大小 $V_{m,x}$ 与最开始时的膜电位幅度 $V_{m,amplitude}$ 和轴向距离 x 及 λ 的关系：

$$V_{m,x} = V_{m,amplitude}\, e^{-x/\lambda}$$

电传导的速度（conduction velocity，CV）则正比于 λ，反比于膜的时间常数（time constant）τ_m，即

$$CV \propto \lambda / \tau_m$$

其中 τ_m 等于跨膜电阻 R 与膜电容 C_m 的乘积。

如果不可兴奋区域形成的局部电流在彻底衰减完之前碰到了可兴奋（excitable）组织，但如图 5.1.1 A 右侧所示，局部电流由于过小无法使可兴奋细胞激动将发生传导阻滞。但是，如果该局部电流大到可以带动邻近的可兴奋细胞达到其阈电位，从而再次产生动作电位，则会出现 5.1.1 B 的情况。但此时由于可兴奋细胞膜的缓慢放电在其动作电位上升支前可见一个明显的足电位（foot potential）。随着远离不可兴奋区域，足电位逐渐消失。

　　由于缝隙连接电导减弱造成的传导延迟在 Shaw 等的定量研究中被证实[2]。他们基于 Luo-Rudy 心室细胞离子通道动力学模型构成的一维纤维组织[3-5]，通过将缝隙连接电导降低为 10%，得到了图 5.1.2 所示的相邻细胞不同位置处膜电位与传导时间的关系。可见对图 5.1.2（a）所示的正常偶联，缝隙连接处传导所需的时间与整个细胞内传导所需的时间基本相同，大约为 0.09ms。但是对图 5.1.2（b）而言，当缝隙连接电导减少为 10% 后，在细胞连接处发生了高达 0.5ms 的传导延迟。同时，细胞内电传导所需时间较正常情况减小了，说明整个细胞几乎同时除极，这是因为缝隙连接电导的下降，使负载的影响和细胞的漏电流减小，加强了局部除极的电荷。

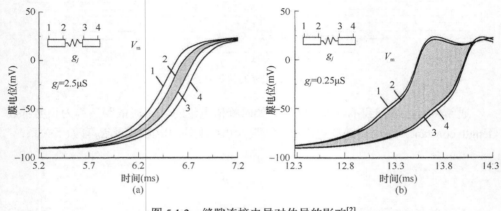

图 5.1.2　缝隙连接电导对传导的影响[2]

　　Shaw 等的研究中提出可通过计算安全因子（safety factor，SF）来衡量组织中电流源和电流池的匹配关系，从而判断电安全传导的可能性。安全因子 SF 定义为电流源产生的电荷量与电流池达到兴奋所需的电荷量之比。可见，SF＞1 意味着源电流大于池电流，可以安全传导；当 SF＜1 时，会导致传导的失败。图 5.1.3 给出了传导速度（velocity）和安全因子与膜兴奋性（membrane excitability）的关系。由于兴奋性与细胞膜 Na^+ 通道的激活开放程度有关，因此，研究通过降低 Na^+ 电流的最大电导 $\bar{g}_{Na}$ 来减弱细胞的兴奋性。可见，随着细胞膜兴奋性的下降，传导速度和 SF 呈单调降低。这意味着随着传导速度的下降，其安全性也在减小。但是，SF 的减少相对传导速度而言要缓慢，尤其在兴奋性开始下降的初期和中期阶段。当 I_{Na} 电流减小到 11.25% 时，待除极电流池的电荷量需求急剧增大，造成 SF 快速减小到 1。当 SF＜1 时，由于无法满足传导所需要的最小除极电荷量，从而导致传导的失败。兴奋性受到抑制时，SF 的快速下降反映了细胞膜非线性的全或无的电生理行为。可见细胞本身的兴奋性也是影响电传导的重要因素。

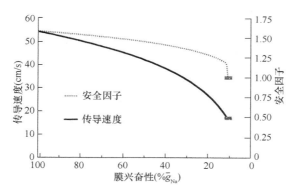

图 5.1.3　细胞膜兴奋性与电传导的关系[2]

5.2　电　折　返

细胞间缝隙连接电导的减弱或细胞本身兴奋性的降低均可导致传导减慢甚至受阻，这些都是引发临床上常见的心律失常，尤其是折返性（reentry）心律失常潜在和重要的因素。

5.2.1　折返的形成条件

折返是指在一次冲动下传后沿一环形通道循环运动，不断刺激原本已兴奋的细胞导致心脏处于异常冲动。形成折返必须具备三个条件。首先，一定部位结构或功能上有环形通路；其次，环形通路中有单向阻滞，使激动仅循一个方向传导；最后，环路内有充分的传导延缓，使最初发生激动的部位有足够的时间脱离不应期，恢复对经环形通路折回激动的应激性。图 5.2.1 给出了折返形成的示意图，可见来自上方的电冲动通过左、右两条通路向下扩布，但在右侧发生传导阻滞，于是，左侧通路的电兴奋通过下方及右侧支路回传，使电冲动不断地围绕该闭合通路传导，即发生折返。由此可见，传导速度和复极化特性的改变及传导阻滞的发生是导致折返的重要因素。

心肌缺血是折返形成的常见原因之一。如图 5.2.2 所示，由于局部缺血导致组织中存在几个兴奋性较低的区域，当电激动以平面波形式向右传播时[图 5.2.2（a）的箭头]，左下方的两个波阵面发生碰撞而出现传导阻滞，若上方的激动沿单方向继续传导但由于兴奋性低而出现传导的延缓[图 5.2.2（b）]，那么当下方的组织恢复兴奋性后，如图 5.2.2（c）所示，该激动可折返回原有的区域形成环路，使电激动再次兴奋该部位，从而形成折返。

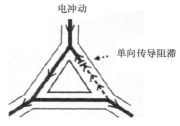

图 5.2.1　折返形成的示意图

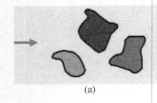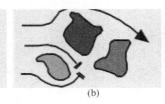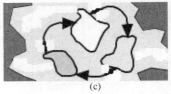

(a)　　　　　　　　　　(b)　　　　　　　　　　(c)

图 5.2.2　缺血组织中折返的形成

折返按其形成机制可进一步分为解剖性折返和功能性折返。解剖性折返是由组织解剖结构而形成，如组织结构上存在一块完全无兴奋性的坏死区形成的折返；功能性折返则是由于组织电生理异常，在某处形成传导阻滞，满足折返条件形成的折返，如期前收缩引起的兴奋被处于不应期的组织阻滞，而沿可激动的路径传导形成的折返。功能性折返有多种表现形式，如主导环折返（leading circle reentry）、"8"字形折返（figure-of-eight reentry）和螺旋波折返（spiral wave reentry）等[6]。

5.2.2　螺旋波折返

螺旋波是二维组织中常见的一种折返活动。它是可激发介质中由于系统自组织形成的一类特殊斑图。心肌组织作为一个可兴奋可激发的介质，也可观察到螺旋波的存在。与靶波不同，螺旋波不需要持续的激发源，一旦形成便可自维持。

1. 螺旋波的诱导　定量电生理研究中可采用人为施加不同刺激方式的方法诱导螺旋波，以观察折返形成后电活动的变化特点。切波法（cut wave front）和垂直场（cross field）是理论研究中诱导螺旋波的常用方法。

图 5.2.3 给出了切波法诱导的过程。首先以一定强度和脉宽的电流刺激 S1 施加于组织左侧的每个细胞，此处细胞兴奋形成波前，由于已兴奋的组织（源）与需要激动的组织（池）之间处于平衡状态，使激动由组织左侧快速、均匀地向右侧传导[图 5.2.3（a）]。当兴奋传导到组织中间位置时，将组织上半部分的所有细胞恢复到静息状态，即切割掉上半部分的激动波[图 5.2.3（b）]。此时，波前的尖端部分需要激动的组织变大，即源小于池，因此，原本平衡的源池关系被打破。波尖端的传导速度减慢，波前弯曲，形成了螺旋波的头部[图 5.2.3（c）]，并最终形成螺旋波[图 5.2.3（d）]。

垂直场法又称交叉场法。如图 5.2.4 所示，该方法首先如切波法一样在组织的一侧，如下方施加电刺激 S1，该区域的细胞兴奋并形成平面波向上方传播[图 5.2.4（a）]。当组织中形成不应期梯度后，在左半平面的区域内以相同强度和宽度施加 S2 刺激[图 5.2.4（b）]。此时，由于组织的右下方区域细胞兴奋性已恢复，而上半平面尚处于不应期，故波前弯曲，形成折返波的头部[图 5.2.4（c）]，并最终形成折返。

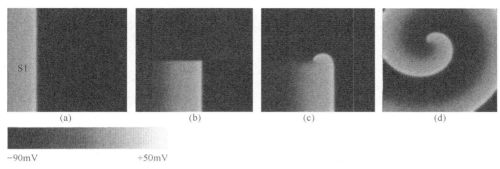

−90mV　　　　　+50mV

图 5.2.3　切波法诱导螺旋波的过程

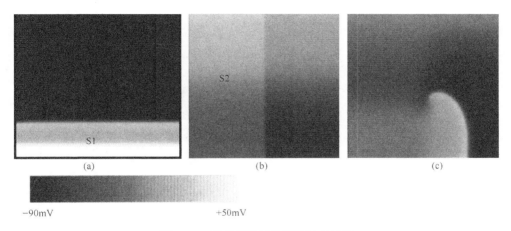

−90mV　　　　　+50mV

图 5.2.4　垂直场法诱导螺旋波的过程

2. 螺旋波的特征　图 5.2.5 给出了一块二维组织中激发的电兴奋状态[7]。如图 5.2.5（a）所示，若在左侧给组织施加电刺激，则会形成箭头所示向右传导的平面波，波长（wavelength，WL）等于动作电位时程与传导速度（conduction velocity，CV）的乘积，即 WL = APD×CV。兴奋波前（wave front）为动作电位的上升支，面向待激发组织侧；兴奋波尾（wave tail）相当于动作电位的 3 期。图 5.2.5（b）为组织中心"+"号所在的位置处施加点刺激后形成的兴奋。由于电流源大于电流池，形成以刺激位置为中心、按箭头方向向四周均匀扩布的环状波。图 5.2.5（c）为螺旋波在组织中的传导情况。与前两种传导不同，由于不同位置处源池关系存在差异，越靠近波尖端或核心（core）的位置处源大于池越不明显，则越靠近尖端位置的波前曲率越大，波长从周边到核心呈现逐渐减小的态势。螺旋波折返的特点是中心区域具有可移动和可兴奋的间隙，却不能被兴奋。

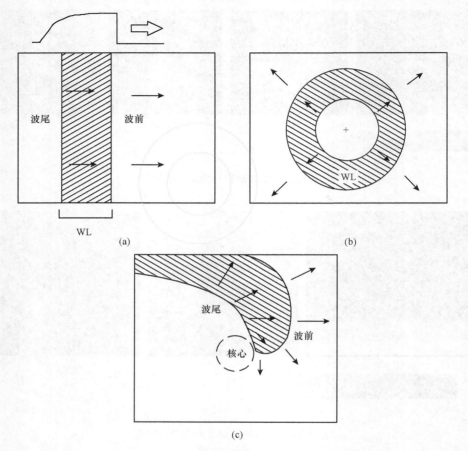

图 5.2.5　不同电兴奋的传导特征[7]

　　螺旋波尖端，即核心轨迹可反映波的动态特性，如运动范围和稳定性。另外，也可通过比较相同时间内螺旋波尖端的轨迹来判断不同数值算法的稳定性。因此，尖端状态是理论研究中一个重要的参考信息。图 5.2.6 给出了螺旋波尖端的两种运动模式，其中（a）为漂移（drifting）状态，（b）为锚定（anchored）状态。两种状态的 ECG 如图 5.2.6 所示。可见尖端漂移时 ECG 的幅度和周期紊乱，呈多形性（polymorphic pattern）特征。如果漫游的螺旋波碰到组织边界则可能发生湮灭，恢复正常传导。如果碰到一块低兴奋性区域或障碍物（obstacle），如图 5.2.6（b）所示，尖端将围绕该区域运动，由于被锚定在特定区域，ECG 呈现单一形态（monomorphic pattern）。

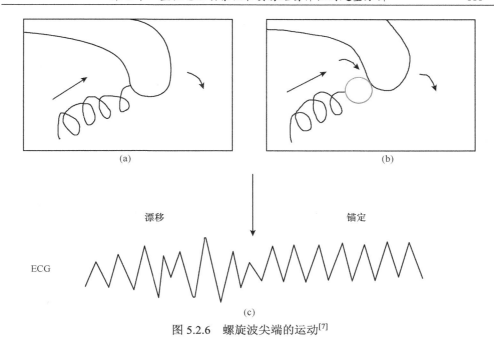

图 5.2.6　螺旋波尖端的运动[7]

　　漂移螺旋波的尖端轨迹可表征螺旋波的稳定性，螺旋波的行为亦可以通过其尖端轨迹来观察。理论研究中可采用自动跟踪两条固定时间间隔的等电位线交点[8]，或查找等电位线最短间距[9]等方法来确定尖端轨迹。如图 5.2.7（a）所示，先取出一帧螺旋波，并画出-30mV 等电位线。相隔 2ms 后再取出另一帧螺旋波，在同一幅图上画出-30mV 的等电位线，于是得到两条等电位线的交点。按照该方法将所有得到的交点连接起来便构成了游走的螺旋波尖端轨迹。图 5.2.7（c）为按照上述方法得到的螺旋波[图 5.2.7（b）]尖端轨迹。另外，还可采用 Holden 等提出的识别两条膜电位为 10mV、Ca^{2+} 失活门控因子为 0.5 的等值线交点的方法来确定尖端的位置[10]。

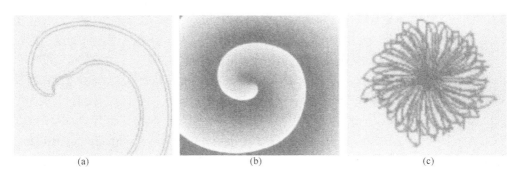

图 5.2.7　螺旋波及描计的尖端轨迹

　　不同于平面组织，在三维组织中折返往往表现为回卷波（scroll wave）的形式，其核心（core）的分布被称为涡线（filament）[11]。理论研究发现了三种形式的回卷波及其对应的涡线，如图 5.2.8 所示，（a）、（b）、（c）分别为 L 形、U 形和 O 形。波的时空特性受组织的各向异性和解剖障碍物的影响。

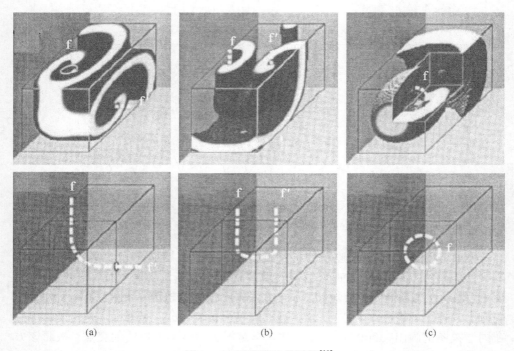

图 5.2.8　回卷波及其涡线[11]

　　3. 螺旋波的碎裂　　心室颤动（简称室颤）是引起心脏性猝死的主要原因，心房颤动（简称房颤）则是引起脑卒中、心房血栓脱落的重要致病因素。电生理研究说明，心房扑动、单一形式的房性心动过速或室性心动过速（简称室速）发生时，膜电位的传播表现为有序和规则的螺旋波斑图的形态。当波的传播不能正常进行且伴随破碎时，会呈现出形形色色的无序行为，形成湍流态时则为房颤或室颤。

　　理论研究发现[11]，螺旋波尖端的漫游如果出现图 5.2.9（a）的情况，则属于准周期漫游的螺旋波（quasiperiodically meandering spiral wave），其 ECG 如图 5.2.9 所示，临床上常表现为长 QT 综合征（long QT syndrome）中出现的尖端扭转型室速（torsade de pointes，TdP）。如果漫游进一步游弋、混沌（chaotically meandering）[图 5.2.9（b）]，ECG 和临床表现为多形性室速（polymorphic ventricular tachycardia）。如果出现波的碎裂（spiral wave breakup）[图 5.2.9（c）]，ECG 和临床表现为室颤。研究提示单一螺旋波的碎裂会导致多个子波，由于这些波碰撞湮灭的同时会不断有新波的产生，从而造成室颤或房颤的持续。

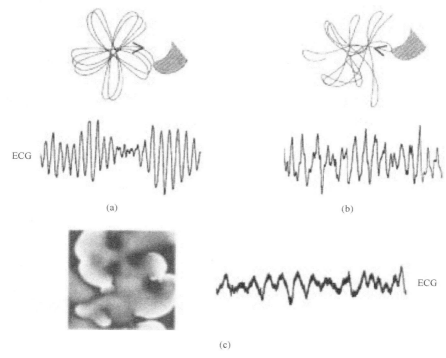

图 5.2.9　螺旋波动态特性与 ECG 的关系[11]

　　研究进一步发现，单纯心电活动的动力学基础（dynamic basis）可因心率的变化，引起动作电位不应期在时间上的不均一性增大，进而导致兴奋扩布过程中波长的振荡性活动，即引起 APD 和 CV 振荡，导致螺旋波的碎裂。细胞动作电位的恢复曲线（restitution curve）斜率大于 1 是造成螺旋波碎裂的重要因素。图 5.2.10 是 Luo-Rudy91 心室肌单细胞模型的动作电位及其构建的一块匀质二维组织中诱导的螺旋波，（a）和（b）分别对应细胞 Ca^{2+} 通道最大电导 G_{si} 取 $0.015mS/cm^2$ 和 $0.052mS/cm^2$。可见当 G_{si} 增大时，APD 出现显著延长，同时伴随着螺旋波波长的增加和运动游弋的加剧。

　　图 5.2.11 给出了 G_{si} 为 $0.052mS/cm^2$ 时螺旋波碎裂的过程。由图 5.2.11（a）可见，螺旋波臂端首先出现波长的振荡，并在尖端附近断裂，逐渐演变成图 5.2.11（b），形成多个子波。各子波按照自身的组织形式转动，并可能引起[图 5.2.11（c）]彼此碰撞，进而造成原有波的湮灭和新子波的产生。如果螺旋波的碎裂可在短时间内恢复，则表示室颤可逆转为室速，甚至恢复为正常的传导，否则将表现为持续的室颤。因此，如何预防螺旋波的碎裂并消除已碎裂的螺旋波一直是室性心律

失常预防和治疗的一个重要课题。

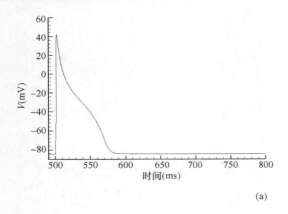
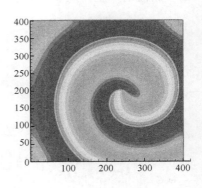

(a)

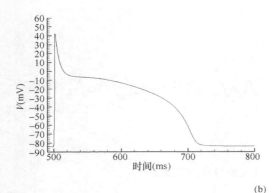
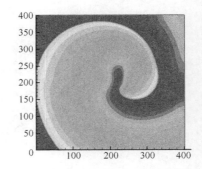

(b)

图 5.2.10　不同 Ca^{2+} 通道电导下的螺旋波

扫封底二维码获取彩图

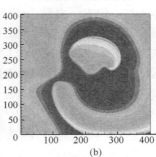
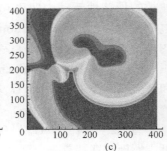

(a)　　　　　　　　(b)　　　　　　　　(c)

图 5.2.11　螺旋波在 G_{si} 为 $0.052mS/cm^2$ 情况下碎裂的过程

扫封底二维码获取彩图

　　有研究提出，恢复曲线斜率是预测螺旋波是否会断裂的一个重要指标。斜率大于 1 的恢复特性被认为具有促使螺旋波不稳定性提高并向断裂退变的趋势。心肌组织恢复曲线可采用施加 S1S2 刺激的方式来测量。一般先给组织施加一串基础周期长度（basic cycle length，BCL）的脉冲刺激 S1，如 800ms，然后施加刺激 S2。如图 5.2.12（a）所示，将 S2 与最后一个 S1 刺激下的动作电位复极后的间期视为舒张间期（diastolic interval，DI），则可测得 DI 与 S2 刺激时 APD 的关系。然后，减小 DI，测量此时 S2 刺激下得到动作电位的 APD 与 DI 的关系。依此类推，逐渐减小 DI，直至进入不应期。最后描绘出 DI 与 APD 的关系即为图 5.2.12（b）所示的恢复曲线。可见由于细胞的频率依赖性，正常情况下，随 DI 的减小，APD 会随之缩短。越接近 S1 的不应期，APD 的缩短越显著。

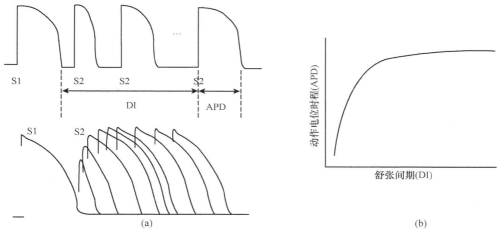

图 5.2.12　恢复曲线测量方法示意图

扫封底二维码获取彩图

于是，按照上述方法可得到不同 G_{si} 下的组织恢复曲线，如图 5.2.13 所示。图中点线和虚线分别给出了斜率为 1 和 −1 所在的参考位置。对于周期长度（CL）不变的稳定波，若定义 CL = APD+DI，则 CL 可用恢复曲线斜率为 −1 来代表。由图 5.2.13 可见，G_{si} 为 0.052mS/cm^2 时，APD 恢复曲线的斜率明显增大。当 DI 小于 42ms 时，APD 斜率大于 1。图 5.2.13（a）给出了斜率大于 1 时螺旋波断裂的原因。如图 5.2.13（b）所示，若在点 A 时有一个期前收缩刺激（premature stimulus），那么下一个 APD 将在点 B 位置，继而使得其后的 DI 对应点 C。以此类推，该期前收缩刺激将沿着图示箭头的方向被不断地放大，使得 DI 振荡。当 DI 小于不应期时就可能导致波的断裂。同理，若 APD 恢复曲线的斜率小于 1，波长的振荡程度将随时间减小，螺旋波会维持在一种稳定状态，仅表现为室速。

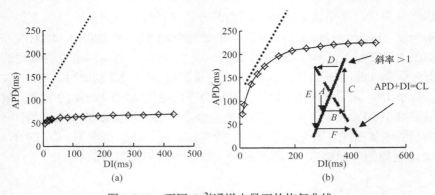

图 5.2.13　　不同 Ca^{2+} 通道电导下的恢复曲线

（a）G_{si}=0.015mS/cm^2；（b）G_{si}=0.052mS/cm^2

　　尽管 APD 斜率大于 1 可能导致螺旋波的断裂，但如果螺旋波臂端的可兴奋间隙（excitable gap）长，只在尖端处有波的振荡和漫游，那么即使斜率出现大于 1 的情况也不会发生波的断裂。由此可见，斜率大于 1 的 DI 的范围对室速向室颤退变的影响要大于斜率最大值本身。

5.2.3　组织的易损性

　　易损性（vulnerability）可反映折返发生的可能性。组织的易损性越大，越容易诱发折返波。时间易损窗（vulnerable window，VW）宽度是衡量组织易损性大小的一个重要指标[12]。下面以 2008 年 Benson 等建立的犬类心室肌心内膜（endocardium，Endo）、中层肌（midmyocardium，M）和心外膜（epicardium，Epi）单细胞动力学模型为例，说明 VW 的测量方法。

　　图 5.2.14 是在 Benson 单细胞模型基础上构建的一个跨壁组织纤维。由于跨壁组织不仅包含心外膜、心内膜，中间还存在一个具有独特电生理特性的称为中层的细胞亚群，因此跨壁组织设计为三层，共包含 165 个细胞，其中左端的 Endo 细

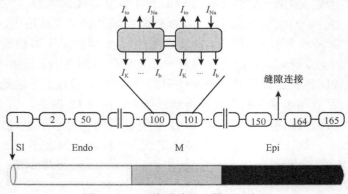

图 5.2.14　　一维跨壁组织模型示意图

胞 60 个，中层的 M 细胞 45 个，右端的 Epi 细胞 60 个。仿真时每个细胞长度视为 0.1mm，故纤维总长 16.5mm。细胞间通过缝隙连接电导完成电流的扩布。外部电流刺激 S1 施加于最左端的心内膜。每个细胞所涉及的离子通道电流多达 20 余种，其中包括 I_{Na}、I_{NaL}、I_{CaL}、I_K、I_{K1}、I_{to}、$I_{K(ATP)}$、I_b 等。

图 5.2.15 给出了施加 BCL 为 800ms 的基础刺激 S1 后所建模型的电活动特性，其中（a）为跨壁组织电兴奋传导的过程，（b）为 Endo 细胞、M 细胞和 Epi 细胞的动作电位，（c）为相邻细胞间偶联（实线）和非偶联（虚线）时的 APD。如图 5.2.15（a）所示，产生的激动由心内膜传导到心外膜，导致后续细胞动作电位除极的延迟。图 5.2.15（c）说明组织中三类细胞具有不同的 APD，即 APD 存在离散性，其中 M 细胞的 APD 最大，因此，图 5.2.15（a）组织中间段的细胞最后复极。而且，除了中层肌-心外膜边界的扩散系数较小外，组织中其余各处的扩散系数均相等，由此导致了不同层细胞 APD 的平滑过渡，如图 5.2.15（c）所示，相对于非偶联的单细胞，偶联后组织的 APD 离散性减小。

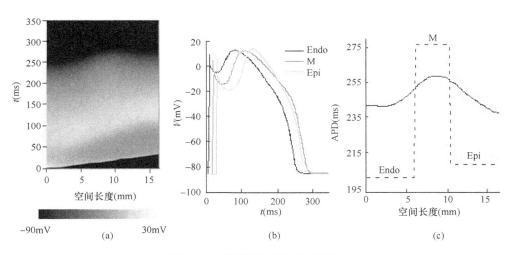

图 5.2.15　跨壁纤维组织的电特性

单向传导阻滞是导致折返性心律失常的因素之一。图 5.2.16 为测量易损窗时出现的双向传导阻滞（a）、双向传导（b）和单向传导阻滞（c）三种情况的空间-时间图。当跨壁组织达到稳态后，在心内膜左端连续施加一串 BCL 为 300ms 的 S1 刺激，设最后一个 S1 刺激的触发时刻 $t = 0$，在其产生的动作电位复极过程中，当 $t = T$ 时，在跨壁组织 9mm 的位置处施加 S2 刺激。随着 T 的变化，S2 会产生三种不同的情形。当 $T = 217$ms 时[图 5.2.16（a）]，组织两边的细胞仍然处于前一个动作电位的不应期内，S2 所产生的局部电紧张无法使动作电位进行扩布，因而导致了双向传导阻滞。当 $T = 222$ms 时[图 5.2.16（b）]，组织两边的细胞已完全从前一个激动中恢复，产生了第一个双向传导。当 $T = 220\text{ms}$ 时[图 5.2.16（c）]，由于组织左边的细胞已恢复，而右边细胞尚处于不应期，因而产生了单向传导阻滞。所以，在该处测得的易损窗为 5ms。

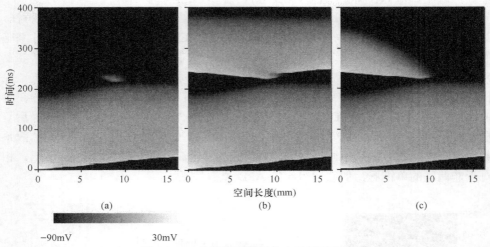

−90mV   30mV

图 5.2.16　易损窗测量时的电传导时空图

　　由此可见，时间易损窗的测量可采用 S1S2 刺激的方法，即先施加一系列 S1 刺激，然后施加一个期前收缩刺激 S2。由于动作电位不应期的存在，如果 S1S2 的间期过短，两边细胞动作电位的兴奋性均未恢复，则会导致 S2 刺激下的双向传导阻滞；如果增大 S1S2 间期，一边细胞已恢复，另一边细胞尚未恢复时，S2 刺激会使兴奋沿单向传导，导致单向传导阻滞的发生；如果 S1S2 间期足够长，两边细胞均已恢复兴奋性，S2 刺激则会产生双向传导。时间易损窗为发生单向传导阻滞时 S1S2 间期的范围。该时间窗越窄，易损性越小，组织诱发折返波的可能性越小，心律失常的发生率也就越低。

5.3　后除极与触发激动

　　除了电传导异常导致的折返性心律失常外，激动形成的异常也可能诱发心律失常，其中，后除极（after depolarization）和由此引发的触发激动（triggered activity）扮演了重要的角色。后除极是指一次动作电位开始复极后的一段时间内，膜电位自发出现的一种振荡性除极活动。这种振荡电位使膜电位除极到一定程度时，即可形成触发激动，即紧接着一个动作电位后的第二个次阈值的除极，从而诱发期前兴奋和心律失常[13]。根据后除极发生的时相，将其分为早期后除极和延迟后除极两种。

5.3.1 早期后除极

早期后除极（early afterdepolarization，EAD）是指在动作电位复极早期（2时相或 3 时相）发生的振荡性除极。早期后除极的出现，使膜电位向着与复极化相反的方向变化。当膜电位降低到阈电位时，即可引起缓慢内向电流，产生第二个动作电位，诱发期前收缩，即早搏（premature beat）。如连续形成一连串的快速动作电位，即可形成快速心律失常。

如图 5.3.1（a）所示，2 相 EAD 一般在膜电位–30～0mV，即电位平台期时发生。因此其振荡开始时的电位较高，振幅较小，APD 有显著延长，联律间期短，除极速度和传播速度均较慢。如图 5.3.1（b）所示，3 相 EAD 发生在–70～–60mV的膜电位处，振荡开始时的电位低、振幅大，易诱发形成可传导的电兴奋。

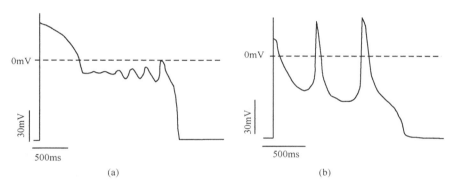

图 5.3.1　早期后除极的两种亚型

EAD 的发生与 2、3 相正离子内流增加或外流减小有关。研究发现慢 Ca^{2+} 内流增加，外向复极 K^+ 电流减小，或延迟整流 K^+ 电流的变化等可诱发 EAD。图 5.3.2为在 Nobel 心室肌细胞模型上通过减小外向型电流并增大内向型电流，延长 APD诱发出的 EAD。其中，外向型电流的降低通过减小 K^+ 电导实现，内向型电流的增大通过提高 Ca^{2+} 电导实现，图中"●"代表正常情况。可见当延迟整流 K^+ 电导减小到正常值的 25%时（■），可观察到动作电位的明显延长，比正常时增加了30%。进一步减小 K^+ 电导到 10%，同时将 L 型 Ca^{2+} 电流的电导增加 25%时（○），APD 延长了 195%，并在复极化达到 60%时出现 EAD 现象。此时，如图 5.3.2（d）所示出现 Ca^{2+} 的再次内流，造成细胞内 Ca^{2+} 浓度的重新回升[图 5.3.2（b）]，说明增大 Ca^{2+} 电导并减小 K^+ 电导可诱发 EAD。这是因为 I_K 是平台期主要的复极化电流，I_{CaL} 是此时主要的内向型电流，I_K 的减小和 I_{CaL} 的增大促使动作电位平台期的延长，从而形成长 QT 综合征（long QT syndrome，LQTS）。可见抗心律失常药物若使用不当，可造成 APD 的过分延长，并可存在因 EAD 的产生而诱发期前收缩和心律失常的风险。

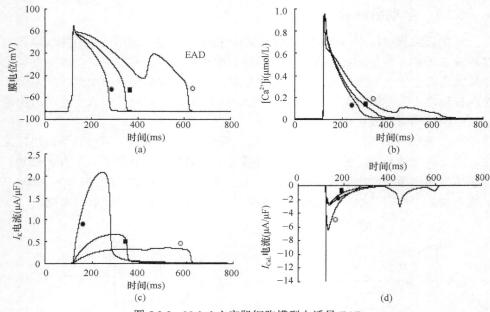

图 5.3.2　Nobel 心室肌细胞模型上诱导 EAD

5.3.2　延迟后除极

延迟后除极（delay afterdepolarization，DAD）是一种短暂的时相性除极，发生在动作电位复极相终末期（4 时相内），即相当于动作电位–90mV 或更低的膜电位水平。此时，前一次动作电位的复极过程已基本完成，膜电位再次出现振荡性除极，使舒张期电位减小。当延迟后除极振幅较小时，不足以使膜电位达到阈电位，因此不产生期前兴奋，膜电位仅出现一过性的振荡性变化。若后除极振幅较大，膜电位显著降低，便会触发产生一次动作电位。

延迟后除极的发生主要与心肌细胞内 Ca^{2+} 大量增加有关。此时由于细胞内 Ca^{2+} 超载使细胞膜对 Na^+ 的通透性增加，从而产生短暂的内向电流，该电流是 DAD 形成的基础。Martin Fink 等[14]在多种细胞模型上成功诱导出了 DAD。图 5.3.3 是在其中两个模型上诱导 DAD 的情况，图中 CaSR 为肌质网（SR）中的 Ca^{2+} 浓度，CaCyt 为胞质内的 Ca^{2+} 浓度，灰色竖直线代表刺激施加的时刻。图 5.3.3（a）将 Matsuoka03 模型中 I_{CaL} 的电导增大 4 倍并施加一串 2Hz 的刺激，使舒张期细胞中和 SR 中的 Ca^{2+} 升高，当刺激停止后，诱导出了两个 DAD。图 5.3.3（b）是在 Shannon04 模型中诱导出的 EAD 和 DAD。去除快 Na^+ 电流的失活部分并模拟低血钾首先诱导出了 EAD。EAD 的出现导致舒张期 Na^+ 和 Ca^{2+} 升高。Ca^{2+} 的超载使其从 SR 中自动释放最终导致了 DAD 的发生。

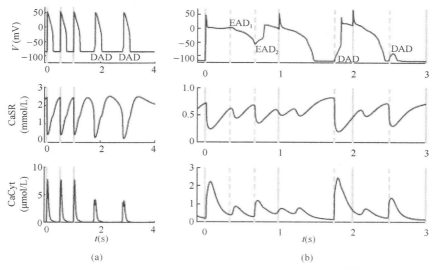

图 5.3.3　Matsuoka 和 Shannon 模型上诱导的 DAD[14]

5.3.3　触发激动

由后除极诱发产生的期前兴奋称为"触发冲动"或"触发激动"，这种触发激动能引起各种形式的心律失常，如室性期前收缩（premature ventricular complexes，PVC）。触发激动引起的兴奋不是由其他部位传导来的冲动（包括折返冲动）引起的，而是由紧跟在第一次动作电位后的振荡性除极所诱发的，这是后除极引起的触发激动与其他形式期前兴奋的最大区别。

如果由第一次 EAD 诱发的期前动作电位完全复极，则仅产生一次期前收缩。此触发冲动一般均发生在下一个窦性冲动到来之前，临床上表现为偶联期外收缩；如果在每一个窦性冲动产生的正常动作电位后都跟随一个由 EAD 触发产生的动作电位，则出现二联律。某些异常情况下，在第一次 EAD 触发产生的期前兴奋的复极过程中，又出现 EAD，则会触发产生第二次期前兴奋。当这种异常的除极活动反复出现，且其频率快于窦性节律时，便可引起阵发性心动过速。

通常当基础心率变慢时，APD 延长，易诱发 EAD，因此，EAD 诱发的心律失常有明显的慢频率依赖性。相反，DAD 诱发的心律失常有明显的快频率依赖性，其主要特点体现在心率加快时，可导致一连串的触发激动，表现为异位心动过速。而且心律失常往往出现在舒张期晚期，发作开始数秒时有些心率会逐渐加快（warming up），随后稳定地持续一段时间而自行终止。

根据电传导的条件，只有当电流源大于电流池时，动作电位才能在心肌中传播，那么后除极的细胞是如何克服源池间的不匹配而引起触发激动的呢？Xie

等[15]在兔的心室肌细胞离子通道动力学模型基础上，构建了多种类型的组织模型，针对该问题进行了理论研究。他们发现触发激动的产生受细胞间缝隙连接电导（gap junction conductance）、组织各向异性（anisotropy）及纤维化（fibrosis）的影响。图 5.3.4 为在其构建的一维组织中心位置处模拟出的后除极的传导情况。该组织由 400 个细胞构成，图中红色代表后除极触发的动作电位，其中图 5.3.4（a）为 EAD，图 5.3.4（b）为 DAD。研究发现在正常偶联的条件下，当 EAD 的细胞数量大于 70 个后可引起兴奋的传播[图 5.3.4（a）]，即触发冲动；当 DAD 的细胞数量大于 80 个后可引起图 5.3.4（b）所示的触发冲动。当组织结构和电生理特性由于病理条件，如心力衰竭（heart failure）等，发生改变后，可引起触发激动的细胞后除极的数量明显降低，也就是说更易于由后除极引起触发活动和心律失常。

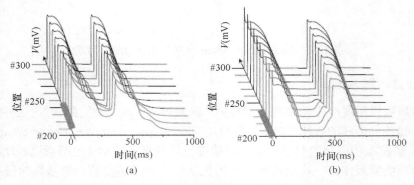

图 5.3.4　一维组织上后除极引起的触发激动[15]

扫封底二维码获取彩图

5.4　心　律　失　常

心律失常是指心脏在电活动的产生和传导过程中，在部位、频率、激动顺序、传导速度和节律等方面出现的异常。心律失常可以发生在各类心脏疾病和全身性疾病中，它的突然发作可导致猝死，也可持续累及心脏而导致心力衰竭。

5.4.1　心律失常的诱发机制

如图 5.4.1 所示，心律失常发生的基本机制包括冲动形成的改变、冲动传导异常或两者兼有。冲动起源异常是指电冲动起源于窦房结以外的任何心肌组织，或者窦房结自身的频率或节律发生了异常，如期前收缩、异位心动过速、窦性心律失常等。某些细胞自律性异常增高或触发活动的出现是冲动形成异常的主要原因。自律细胞具有自动产生节律性兴奋的能力，也具有接受刺激产生兴奋的能力，且传导兴奋的速度快。细胞自律性的产生是由于动作电位 4 相的自发性除极活动，通常开始于较负的静息电位水平（–90～–80mV）。正常情况下，心脏窦房结的自律性最高，控制着整个心脏跳动的节律，其他部位为潜在起搏点，均被抑制，并不能发挥起搏作用。但当神经系统兴奋性改变或心脏存在器质性病变后，如电解质紊乱、心肌缺血等，窦房结细胞的起搏频率降低，潜在起搏点兴奋性增高，窦房结对其他起搏点的抑制作用被解除。如图 5.4.1 所示，若潜在起搏细胞动作电位在 4 相自动除极的增强致电位达到阈电位（threshold potential，TP），则可发挥起搏的功能，产生异位心律。当窦房结的频率降低到病变心肌细胞的自律性以下时，异常自律性就以异常节律的方式表现出来，造成心律失常。另外，EAD 或 DAD 可引起细胞膜电位的振荡，并可由此导致触发激动而引起心律失常。

冲动传导异常是指起源于窦房结的电冲动，在心肌组织的传导过程中发生了异常，如出现房内或室内传导阻滞而发生了折返等现象。其中，电折返是冲动传导异常的主要表现。根据折返形成的原因可进一步分为解剖性折返和功能性折返。解剖性折返常围绕着心脏某一解剖学结构形成。折返环的长度几乎等于其解剖学环路的长度，环路一般较长且长度固定，使折返发生时出现十分规律的心动过速；功能性折返则是由心肌细胞电生理特性的差异所决定的，因此环路的长度随环路及周围组织的电生理特征改变而变化，没有固定的长度[16]。

其中，功能性返折又可分为以下 3 种折返：

主导环（leading circle）折返是一种功能性折返。在这种折返中，中心地带总处于功能性不应期，形成功能性障碍区，折返的主导环则围绕着这个区域做环形运动。因此主导环折返没有固定的解剖学环路，且心律失常不稳定。

"8"字形折返由顺时针和逆时针两个方向运转的波组成，每个波沿自己环的方向运转，聚合处有一线性阻滞区将两个环分开并形成一个传导缓慢的共同通道。值得注意的是"8"字形折返具有解剖性折返和功能性折返两种模式的特点。例如，在梗死区严重缺血而坏死的心肌组织中，修复后形成的瘢痕组织失去了传导性，形成了心肌中激动传导的"解剖学固定障碍"。同时瘢痕周围的心肌也有不同程度的缺血等病理改变，不同心肌处于轻到重度电特性的抑制状态，这些不应期不同或不应期较长的心肌可形成功能性障碍区。因此，缺血心肌中特有的"8"字形折返模式和特性使心肌梗死或缺血伴发的室速经常呈多形性或尖端扭转性。

螺旋波折返（spiral wave reentry）是一种重要的功能性折返。如果螺旋波波弧的形状、大小和位置都不改变，则会产生一个单形性心动过速。如果运动的波弧离开其起源部位，可以形成移动漂流的螺旋波，表现为尖端扭转型室速的形式。

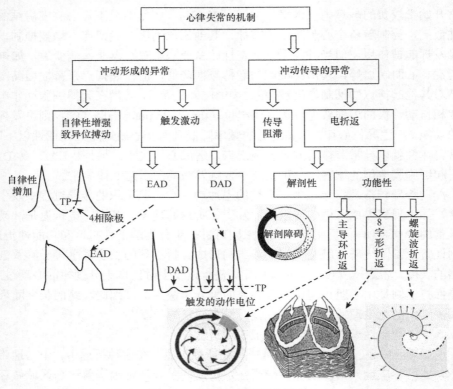

图 5.4.1　心律失常的诱发因素

5.4.2　电生理异质性的影响

不同部位心肌细胞离子通道分布种类和密度有很大区别，这使不同区域细胞动作电位的形态具有明显的特征性。研究发现由于生理、病理等原因造成的电生理异质性（electrophysiological heterogeneity），即不同部位心肌细胞动作电位的形态、时程各异，生理病理因素和药物反应的差异性等都对心肌电活动有着重要的影响[17]。

归纳起来可以认为有两种类型的生理病理状态进一步增加了心脏原已存在的空间异质性。其一为 APD 和 ERP，如先天性离子通道疾病（长 QT 综合征、Brugada 综合征、遗传性心肌疾病等）、获得性离子通道疾病（心肌肥厚、心力衰竭）及多种药物所致 QT 间期延长。其二为缩短动作电位不应期，如缺血区心肌细胞 APD 与相邻的正常心肌组织相比明显缩短。以上情况均易于引起单向传导阻滞，因此，长期以来心室肌细胞动作电位不应期的空间异质性被认为是引起折返、螺旋波碎裂和室性快速性心律失常等现象的重要因素。

1. 长 QT 综合征加剧的跨壁异质性　心室肌除了 Endo 细胞、Epi 细胞外，还存在中层的 M 细胞。M 细胞是一组具有独特电生理特性的细胞亚群，它使心室肌表现出跨室壁电生理的异质性。在心电图 T 波、后除极及其介导的触发活动和折返性心律失常，尤其是尖端扭转型室速的形成中，跨壁异质性均扮演着重要的角色。长 QT 综合征（LQTS）是指具有心电图上 QT 间期延长、室性心律失常、晕厥、阿斯综合征和猝死的综合征。先天性 LQTS 和获得性 LQTS 发生的电生理基础与复极离子流的异常有关，其中由 HERG 基因突变诱发的 LQTS 属于 2 型，即 LQT2，其主要由 I_{Kr} 通道功能的异常导致。心室肌跨壁异质性会由于 LQT 的影响被进一步加剧，从而引起折返激动和尖端扭转型室速等心律失常。

图 5.4.2 是在 Luo-Rudy 单细胞模型基础上构建的一块跨壁组织[18]。通过将 I_{Ks} 通道的最大电导设置为不同参量来模拟 Endo 细胞、M 细胞和 Epi 细胞的动作电位特性。M 细胞采用如图 5.4.2（a）所示的岛形分布的形式。其中 S1 为所加刺激的位置，A、B、C、D 和 E 五个点模拟测量电极的位置，用以获取动作电位的跨壁分布。图 5.4.2（b）给出了两种条件下测量点的动作电位及其相应的 APD 值（单位为 ms），其中对照组在 BCL 为 500ms 的情况下获得，LQT2 的模拟通过将 BCL 延长至 2000ms，同时设置 I_{Kr} 通道的电导为零来实现。

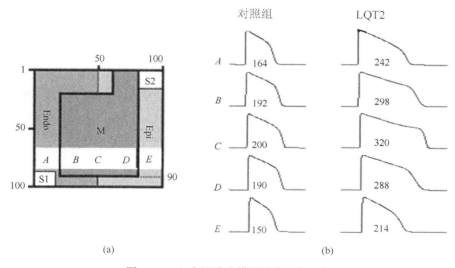

图 5.4.2　心室肌跨壁模型及其动作电位

研究说明，实验条件改变时 M 细胞的 APD 变化较 Endo 细胞和 Epi 细胞变化更为显著，且 M 细胞的 APD 表现出更强的频率依赖性。如果 APD 异质性用单位距离内 APD 的变化率来表示，即 $\Delta APD/\Delta h$，Δh 为两测量电极间的距离，则跨壁异质性由对照组的 13ms/mm 提高到 LQT2 情况下的 25ms/mm，可见，LQT2 时 APD 的跨壁异质性明显提高。

通过在组织上施加 S2 刺激测量其易损窗来判别心律失常诱发的可能性大小。实验时在心内膜侧加基础刺激 S1 连续 10 次，然后紧接着在位于组织右上角的心外膜侧加期前刺激 S2。S2 相当于异位搏动点的激动。S1S2 的偶联间期从 350ms 开始每次减少 10ms，直到进入不应期或者诱发出心律失常。如果诱发心律失常，则 S1S2 的偶联间期每次可减少 1ms。改变 S1S2 的偶联间期，寻找能够诱发心律失常的 S1S2 偶联间期范围，即为易损窗宽度。结果发现，对照组未测得易损窗，而 LQT2 组易损窗宽度较大，为 72ms，说明其易于产生折返激动。

图 5.4.3 为 LQT2 模型上折返的形成过程。从期前刺激 S2 给出后开始计时，每隔 30ms 记录一次跨壁动作电位的变化。如图 5.4.3 中（a）～（d）所示，此时 S1 刺激所引起的 M 细胞兴奋尚未完全恢复；给予 S2 刺激后，所引起的激动只能沿右侧向下方传导，而在组织的上方，由于 M 细胞岛形区域的复极化状态，使其兴奋性也未完全恢复而导致传导阻滞；从（e）可见 M 细胞岛形区域的上部复极化过程完成，激动可通过此处继续传导并形成折返激动，从而形成后续（f）～（j）的折返。

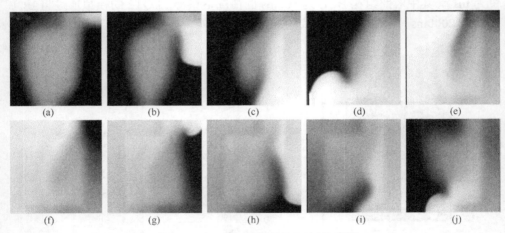

图 5.4.3　LQT2 模型上的跨壁折返[18]

可见，M 细胞的跨壁异质性分布是产生 LQT2 中尖端扭转型室速折返机制的重要基础。跨壁复极梯度越大，易损窗越宽，发生折返的可能性就会越高。另外，M 细胞在药物（如索他洛尔等）的作用下其 APD 会明显延长，这也为产生 EAD 及其介导的触发激动埋下了隐患。研究发现[18]，在特定的 M 细胞形状和大小的情况下可产生持续性的 EAD。靠近 Endo 细胞和 M 细胞的交界处具有振幅较高的 EAD，可引起触发激动，并进一步形成可持续的折返激动。

2. 缺血导致的组织异质性　缺血引起的主要生理变化包括胞外 K^+ 浓度的蓄积、细胞缺氧对 ATP 的影响，以及细胞酸性增加后对相关离子通道的影响[19]。为了分析缺血导致的异质性对组织电活动的影响，基于 Noble91 心室肌单细胞模型构建了包含 200 个细胞的局部缺血纤维，纤维总长 20 mm，两相邻细胞通过缝隙连接彼此偶联。左侧的 100 个为正常细胞，右侧处于缺血状态。将这些细胞的胞外 K^+ 浓度提高 1.5 倍，Na^+ 通道电导减小 30%，慢激活 Ca^{2+} 通道电导减小 50%，胞内 K^+ 浓度减小 15%，ATP 浓度降低 70% 以模拟缺血的影响。通过对比该纤维组织与正常组织的易损窗，可反映缺血致组织异质性后对电生理活动的影响。

　　图 5.4.4 是局部缺血纤维组织上易损窗测量时得到的不同电传导情况。测量时，首先在纤维的左手端连续施加一串 BCL 为 1000ms 的基础刺激 S1，然后将纤维中部细胞的膜电位升高至 100mV，持续 5ms 作为 S2 刺激，定义最后一个基础 S1 刺激与 S2 刺激之间的时间间隔为 S1S2 间期。逐渐递减该间期，能产生单向传导的最小间期和最大间期之间的时间窗则为易损窗。图 5.4.4（a）显示 S2 刺激后细胞膜电位沿箭头方向衰减，形成传导阻滞；图 5.4.4（b）是 S2 刺激后电兴奋沿箭头方向向两侧扩布，形成双向传导；图 5.4.4（c）为 S2 刺激后电兴奋沿箭头向单侧扩布，形成单向传导。结果说明，局部缺血组织的易损窗宽度为 78ms，远大于正常细胞构成的匀质纤维易损窗宽度小于 1ms 的电传导情况。

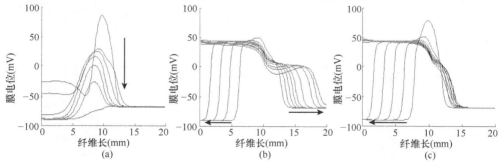

图 5.4.4　局部缺血纤维易损窗的膜电位响应

　　图 5.4.5 为一块中部缺血的二维组织中诱导的折返及其伪心电图（pseudo-electrocardiogram，pseudo-ECG）。此处伪心电图定义为组织上半平面与下半平面细胞膜电位的平均值之差，按下式计算：

$$ECG = \frac{1}{10\,000}\left[\sum_{i=1}^{i=100}\sum_{j=1}^{j=50}V_{m(i,j)} - \sum_{i=1}^{i=100}\sum_{j=51}^{j=100}V_{m(i,j)}\right]$$

　　可见，当在易损窗内施加 S2 刺激时，缺血组织的兴奋性虽有所恢复，并导致部分缺血组织除极，但是，折返波的波前作为电兴奋的源面对巨大的被激动组织（池），最终无法使整个缺血组织除极，且可引起单向传导阻滞的发生，形成电兴奋的单方向传导[图 5.4.5（a）～（d）]。此后，缺血组织处于不应期，波前主要沿着正常组织和缺血组织的边沿传导[图 5.4.5（e）～（g）]。随着缺血区兴奋性的恢复，波前进入缺血区，使部分缺血组织除极[图 5.4.5（h）～（i）]。之后，缺血区又处于不应期，波前再次沿正常组织和缺血组织的边沿传导[图 5.4.5（j）～（1）]直到缺血组织的兴奋性再次恢复。持续的折返波在伪心电图[图 5.4.5（m）]上呈现出室速的单形性特点。但是，由于折返波运动的漂移，使伪心电图的幅度出

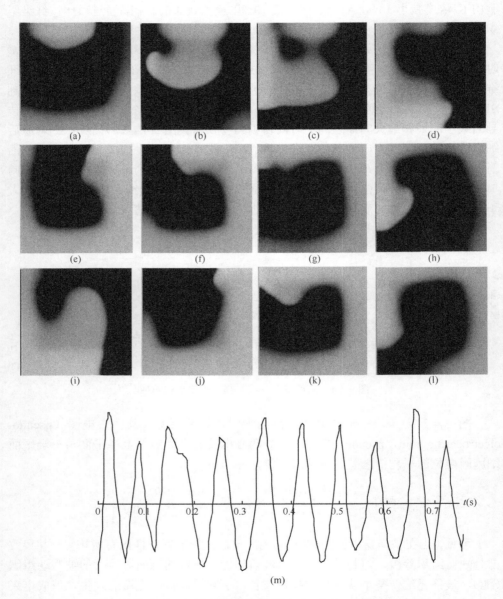

图 5.4.5　局部缺血组织中的折返及其伪心电图

现明显的波动，周期较短，且不规则。

图 5.4.6 为局部缺血更为严重时组织的电活动状态。图 5.4.6（a）和（b）分别是组织左侧施加 BCL 为 160ms 和 800ms 后电扩布的情况。每幅图中左侧为除极的等时图，右侧为复极化的等时图。除极等时图每 2ms 记录一次，复极化过程从组织缺血区中部开始向周边扩展，每隔 8ms 记录一次。由图 5.4.6 可见，在施加刺激后，电兴奋以平面波的形式从组织的左侧向右侧传播。除极等时图的密度可以反映出缺血区使传导速度减慢，波前出现明显的弯曲，且 BCL 越短，传导滞后越明显。当 BCL 为 160ms 时，整个组织完成除极需 36ms，传导速度为 278mm/s；BCL 为 800ms 时，除极时间可减小到 30ms，传导速度达 333mm/s。复极化等时图显示，组织的复极总是从缺血区中部开始，说明缺血细胞 APD 远小于正常细胞。等时图在缺血区密度分布基本相同，而在正常组织中的分布密度随 BCL 减小而减小，说明正常细胞具有 APD 的频率依赖性，而缺血细胞的这种特性减弱。

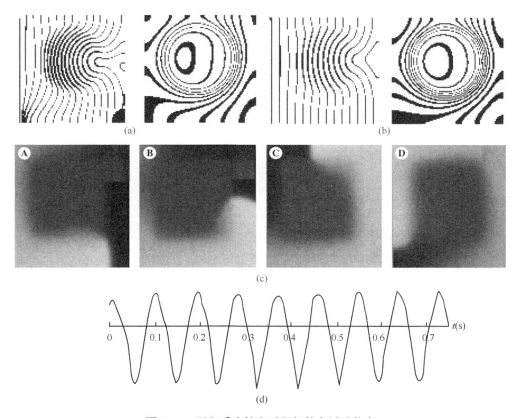

图 5.4.6　局部重度缺血时组织的电活动状态

图 5.4.6（c）和图 5.4.6（d）分别为组织中诱导出的折返波及对应的伪心电图。

由于缺血较严重，缺血区细胞兴奋性更低，ERP 更长，导致折返始终只能沿着正常组织和缺血组织的边沿传导，被锚定，使伪心电图的幅度和频率均较为稳定，几乎不随时间变化，表现出典型的单形性室速的特点。

通过上述对室性电活动紊乱的理论分析可见，心脏电生理模型可以从非线性动力学的角度定量地解析包括折返、触发激动等诸多因素导致的心律失常的发生、发展和演化过程。通过比较电流源、电流池关系和计算安全因子来衡量组织中电安全传导的能力；利用模型获得电兴奋的波长、ERP、最小舒张期、APD 恢复曲线斜率、易损窗宽度和不应期离散度等众多参数，可以分析组织中折返形成的闭合回路的条件，产生折返和单向阻滞的时空特征，确定折返波稳定与破裂的临界条件；通过改变电生理参数可探讨后除极及其介导的触发活动等现象，这些都可为室速或室颤的预防和治疗提供重要的理论依据。

5.5 窦房结细胞的自律性

正常情况下，窦房结在心脏中的自律性最高，每分钟大约可以兴奋 100 次，向外依次降低，抢先或抑制其他无法自起搏的可兴奋细胞（即潜在起搏点）激动，因此窦房结被称为心脏的正常起搏点，所控制的心脏节律称为窦性节律。

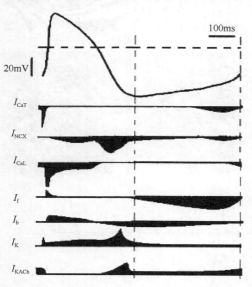

窦房结细胞属于慢反应细胞，涉及的主要离子通道电流包括超极化激活的内向电流（hyperpolarisation-activated inward current），也称为"funny"电流（I_f）；背景电流（I_b）；瞬时（transient）和长持续的（long-lasting）的钙电流 I_{CaT} 和 I_{CaL}；瞬时外向型 K$^+$电流（I_{to}）；延迟整流 K$^+$电流（I_K）；Na$^+$-Ca^{2+}交换电流（I_{NaCa} 或 I_{NCX}）。如图 5.5.1 所示，窦房结细胞动作电位 0 相除极主要由 I_{CaL} 和 I_{CaT} 介导，因而除极速度慢、振幅小。而且与心室细胞相比没有复极 1 期和 2 期，由 0 期直接过渡到 3 期，4 期因无内向整流 K$^+$电流（I_{K1}）控制静息膜电位，使静息电位不稳定，且具有缓慢、自动除极的特点。

图 5.5.1 窦房结细胞动作电位及部分离子电流
I_{KACh}，乙酰胆碱（ACh）敏感的 K$^+$电流

5.5.1 膜钟机制

窦房结作为心脏搏动的最高"司令部"，在没有外来刺激的条件下可以自动地、有节律地产生电流，并按传导组织的顺序传送到心脏的各个部位，从而引起心肌细胞有节律的收缩和舒张。那么窦房结细胞的这种自动节律是如何产生的呢？近半个世纪以来，人们认为膜钟，即膜电压钟是控制自律性的基础。膜钟是指细胞膜上离子通道的开放和关闭所依赖的膜电位值，细胞膜这种离子通道的周期性激活与失活称为膜钟机制[20]，其中超极化激活的 I_f 节律性的激动被认为在自律性的产生中起着重要的作用。

基于以上认识及电生理实验的不断进步，窦房结细胞模型自 20 世纪 80 年代建立以来也相继出现。图 5.5.2 为几个常见模型对应的动作电位[21-23]。相较于心室肌，窦房结的结构更为复杂，其内部存在着不同形态的动作电位及中心与周边的局部差异。为了反映这种异质性，Zhang 模型首次对中心（center）和边缘（peripheral）的细胞进行了区分。

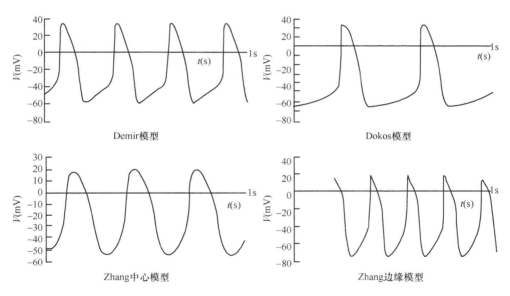

图 5.5.2 不同窦房结模型的动作电位

表 5.5.1 分别给出了上述模型动作电位的一些特性参数和实验测得的结果，包括动作电位幅值（action potential amplitude，APA）、最大舒张电位（maximal diastolic potential，MDP）、周期长度（cycle length，CL）和上升支速度（upstroke velocity，UV）。可见 Demir 模型和 Dokos 模型主要反映的是中心到边缘过渡区细胞的电生理特点。Zhang 模型不仅区分了窦房结组织中心细胞和边缘细胞的不同特征，而且各项参数也与实验结果基本相符，因此成为构建组织模型的首选。

表5.5.1　模型和实验所得动作电位的电生理参数值

	MDP（mV）	APA（mV）	CL（ms）	UV（V/s）
Demir 模型	−60.9	96.2	259.9	10.3
Dokos 模型	−59.1	74.0	363.6	8.9
Zhang 中心模型	−56.2	75.6	325.0	2.3
Zhang 边缘模型	−77.8	100.9	160.0	63.9
Kodama（中心）[24]	−53.0	68.0	350.0	1.6
Kodama（边缘）	−70.0	98.0	170.0	60.0
van Ginneken 和 Giles	−57.9±8.0	89.8±9.4	335.4±67.1	12.8±7.4

　　表 5.5.2 给出了不同模型细胞内外离子浓度的变化情况[25]。√表示模型中该离子浓度是可变的，×表示离子浓度值固定。可见三种模型的细胞内离子浓度 $[Na^+]_i$、$[Ca^{2+}]_i$ 和 $[K^+]_i$ 均体现了随离子流的变化，而 Zhang 模型的细胞外离子浓度 $[Na^+]_o$、$[Ca^{2+}]_o$ 和 $[K^+]_o$ 是固定的。

表5.5.2　不同模型细胞内外离子浓度的变化情况

	Demir 模型	Dokos 模型	Zhang 模型
$[Na^+]_i$	√	√	√
$[Ca^{2+}]_i$	√	√	√
$[K^+]_i$	√	√	√
$[Na^+]_o$	√	√	×
$[Ca^{2+}]_o$	√	√	×
$[K^+]_o$	√	√	×

　　另外，每个细胞模型具体描述的离子电流也有差异，表 5.5.3 给出了不同模型涉及的离子流[25]。√表示模型中含有该离子流，否则用×表示。可见，模型中均含有 TTX 敏感的 Na^+电流。但是，Kodama 等的实验研究发现[24]，使用 Na^+通道阻断剂后（Zhang 模型）对中心窦房结细胞没有显著影响，而边缘细胞则表现出更正的舒张期电位、减小的除极速率和增大的周期长度，因此认为 Zhang 模型中心细胞无 I_{Na} 的参与。

表5.5.3　不同模型所包含的离子电流情况

	Demir 模型	Dokos 模型	Zhang 模型
I_{Na}	√	√	中心：×；外周：√

	Demir 模型	Dokos 模型	Zhang 模型
$I_{Ca}=I_{CaL}+I_{CaT}$	√	√	√
I_K	√	×	×
$I_K=I_{K,K}+I_{K,Na}$	×	√	×
$I_K=I_{Kr}+I_{Ks}$	×	×	√
$I_{to}\&I_{sus}$	×	×	√
$I_f=I_{f,Na}+I_{f,K}$	√	√	√
$I_b=I_{b,Na}+I_{b,Ca}$	×	×	√
$I_b=I_{b,Na}+I_{b,K}$	×	√	×
$I_b=I_{b,Na}+I_{b,Ca}+I_{b,K}$	√	×	√
I_{NaCa}	√	√	√
I_{NaK}	√	√	√
$I_{P,Ca}$	√	×	×
SR：I_{up}，$I_{tr}\&I_{rel}$	√	√	√

　　所有模型都描述了 I_{CaT} 和 I_{CaL} 电流，Demir 模型是用兔和豚鼠对这两种电流的建模，而 Dokos 和 Zhang 模型中的 I_{CaL} 是基于兔子的窦房结实验数据，I_{CaT} 则是源于豚鼠的实验数据。图 5.5.3 反映了 Zhang 模型钙离子流对细胞自发起搏特性的影响，其中（a）和（b）分别为 I_{CaL} 对中心细胞和边缘细胞的作用，（c）和（d）分别为 I_{CaT} 对中心细胞和边缘细胞的作用。可见，部分阻断 I_{CaL} 到 50%时，中心细胞和边缘细胞即出现自发起搏停止的现象。当 I_{CaL} 减小的程度减低，如减低 15%时，中心细胞和边缘细胞的自律性尚未完全消失，但与正常情况相比，中心细胞动作电位的峰值、上升速率、周期和最大舒张电位的绝对值都有所降低。而 I_{CaT} 的阻断只对搏动周期有明显的影响，可促使其延长。由此可知，I_{CaL} 和 I_{CaT}，尤其是 I_{CaL} 是促进窦房结细胞动作电位 0 相除极的主要电流。由于没有 I_{Na} 的参与，对中心窦房结细胞而言更是如此。

　　Zhang 模型基于兔子和豚鼠细胞的实验电生理结果将延迟整流钾电流（I_K）的快（I_{Kr}）和慢（I_{Ks}）部分进行了细分。图 5.5.4 反映了 I_{Kr} 和 I_{Ks} 对中心细胞和边缘细胞起搏特性的影响，其中（a）和（b）分别为 I_{Kr} 对中心细胞和边缘细胞的作用，（c）和（d）分别为 I_{Ks} 对中心细胞和边缘细胞的作用。可见，完全（100%）阻断 I_{Kr} 后，中心细胞和边缘细胞的自律性消失，膜电位维持不变，不再有周期性的振荡产生。当部分（50%）阻断 I_{Kr} 后，中心细胞有微弱的振荡，但对边缘细胞的影响主要体现在振荡周期上。对于 I_{Ks}，无论何种条件对自律性的影响都极其微弱，说明对该物种的动物来说，I_{Kr} 是构成 I_K 的主要成分。

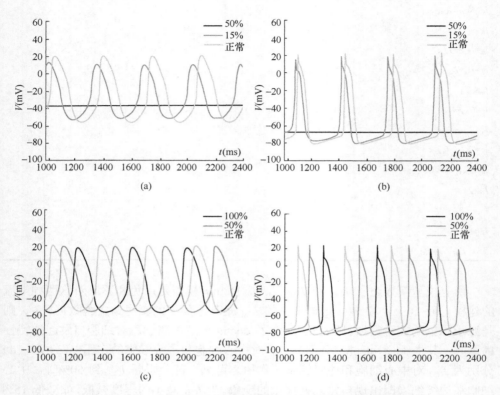

图 5.5.3　I_{CaT} 和 I_{CaL} 对中心细胞和边缘细胞起搏特性的影响

扫封底二维码获取彩图

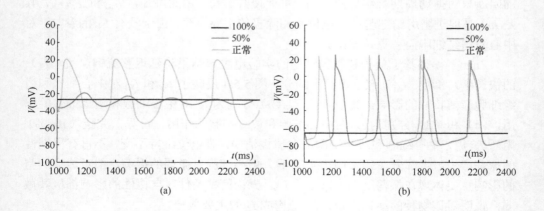

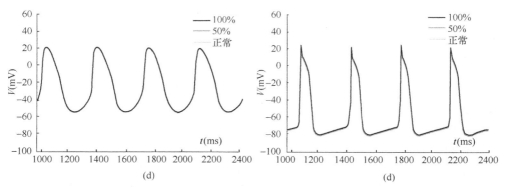

图 5.5.4　I_{Kr} 和 I_{Ks} 对中心细胞和边缘细胞起搏特性的影响

扫封底二维码获取彩图

Zhang 模型可反映 4-氨基吡啶（4-AP）敏感的（4-AP-sensitive）电流 I_{to} 和 I_{sus}。研究说明无论对中心细胞还是边缘细胞而言，阻断这类电流会延长 APD 并使最大舒张电位向更正的值发展，但会使中心细胞的周期长度缩短，同时边缘细胞的周期长度延长。

所有模型都描述了超极化激活的 I_f，建模的数据均源于兔的窦房结细胞。I_f 是钠钾混合的内向电流，由超极化激活，并经自主神经调节。I_f 主要参与 4 相舒张期的早期复极，在动作电位结束后被激活，阈电压为 $-40/-50\text{mV} \sim -100/-110\text{mV}$。图 5.5.5 反映了 Zhang 模型中 I_f 对中心细胞（a）和边缘细胞（b）起搏特性的影响。可见完全（100%）或部分（50%）阻断 I_f 后都会促使周期长度延长，且阻断得越严重，周期长度延长得越明显，但自发的起搏始终未完全停止。

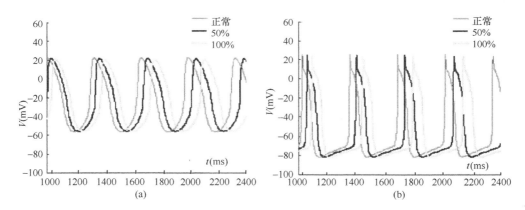

图 5.5.5　I_f 对中心细胞和边缘细胞起搏特性的影响

扫封底二维码获取彩图

以 I_f 等为代表的门控离子通道电流所引起的动作电位自动除极的机制称为膜钟机制。随着电生理实验研究的不断深入，有些学者提出了心脏起搏功能的新观点，认为窦房结细胞是钙钟和膜钟相互作用的系统，两者联合控制着窦房结细胞的自律性。

5.5.2　钙钟机制

窦房结细胞内肌质网（sarcoplasmic reticulum，SR）自发性钙释放是窦性心律运转的机制之一。当肌质网内钙充满时，将自发性产生钙释放。肌质网这种自发性钙释放的节律变化称为钙钟[26]。由于肌质网中钙浓度部分由膜电压控制，所以钙钟和膜钟的激活相互依赖。

正常窦房结的节律由细胞内钙钟触发膜钟影响动作电位的节律。如图 5.5.6 所示，在每次动作电位被触发前，由雷诺定受体（RyR）促使细胞的钙钟自发、准时、节律性地从肌质网释放钙，然后激活 Na^+-Ca^{2+} 交换器（NCX）的内向电流 I_{NCX}，产生舒张期除极，促使膜钟产生节律性的动作电位。由前文可知，超极化激活的起搏电流 I_f、L 型 Ca^{2+}通道、延迟整流 K^+电流和 T 型 Ca^{2+}通道等都参与了膜钟的形成，其中 I_f 起重要作用。I_f 主要参与 4 相舒张期的早期复极，而肌质网局部钙释放参与 4 相舒张期复极晚期，通过激活的 NCX 产生内向电流。RyR 紧紧挤压成簇并与 L 型 Ca^{2+}通道连接形成 Ca^{2+}的释放单元。当细胞内肌质网外的 Ca^{2+}增加时，RyR 则被激活开放而引起 Ca^{2+}诱发的 Ca^{2+}释放。单个 Ca^{2+}释放单元可使少量瞬时局部 Ca^{2+}增加，称为钙火花，半径约 1.5μm。钙火花的半径与幅度受 β 肾上腺素受体的调节。当多个局部 Ca^{2+}释放同时发生时可触发 NCX 产生内向电流。钙钟观点提示自律性机制与延迟后除极机制相似，即只有当肌质网中 Ca^{2+}超载时才会发生，表明正常状态下窦房结存在 Ca^{2+}超载。窦房结细胞的蛋白激酶 A 的活性可维持 Ca^{2+}超载状态。

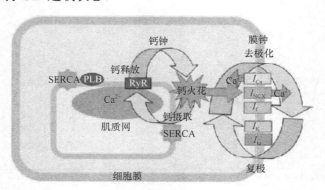

图 5.5.6　钙钟和膜钟的协同关系[26]

PLB，受磷蛋白；SERCA，肌质网 Ca^{2+}-ATP 酶

迄今为止，能够较为完善地体现钙钟机制的是 Maltsev 模型[27]。细胞内肌质网分为非连接肌质网（NSR）和连接肌质网（JSR），如图 5.5.7（g）所示，根据

Maltsev 和 Lakatta 研究小组的观点，Ca^{2+}从 JSR 中的释放可分为三个阶段[图 5.5.7（g）中的绿色箭头]，第一次主要的释放发生在舒张期除极（diastolic depolarization，DD）的中期，第二次幅度较大一些的释放发生在 DD 的后期，第三次释放则是由于 I_{CaL} 激活促使 Ca^{2+} 诱发的 Ca^{2+} 释放过程。因此，与正常情况相比，当模型中反映钙摄取能力的钙泵速率提高到 20mmol/s 时（虚线对应的结果），可见 NSR 和 JSR 中 Ca^{2+} 浓度升高[图 5.5.7（e）和（i）]导致 JSR 的快速充盈（refilling）。因此，在很短的时间内 JSR 中的 Ca^{2+} 处于较大的超载状态，于是，在舒张期除极期间会有一个较大的二次 Ca^{2+} 释放[图 5.5.7（g）中的红色箭头]，从而导致强且快速增大的 I_{NCX} 电流，将膜电位带至阈值电压而产生动作电位。可见，当钙钟的活动加强后，自发起搏的频率会加快。

在钙泵活动增强，同时反映 Ca^{2+} 释放速率的参量被显著降低后（图中点线对应的结果），虽然 NSR 和 JSR 中的 Ca^{2+} 浓度增长快[图 5.5.7（e）和（i）]，但在 DD 的后期由于 Ca^{2+} 从 JSR 的释放减小[图 5.5.7（g）中的蓝色箭头]，导致 I_{NCX} 电流减小[图 5.5.7（b）]，从而延长了达到阈电位所需的时间，使自发起搏的频

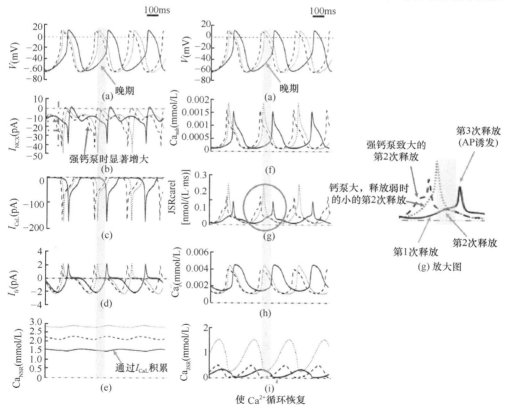

图 5.5.7　Maltsev 模型中钙钟和膜钟相互作用的特征

扫封底二维码获取彩图

率降低。此时，可注意到当 I_{CaL} 被激活时，由于 JSR 中 Ca^{2+} 浓度高，第三次 Ca^{2+} 的释放强烈，使子空间中的 Ca^{2+}（Ca_{sub}）[图 5.5.7（f）]和 I_{NCX}[图 5.5.7（b）]的峰值更大。

　　图 5.5.8 为 Maltsev 模型的钙钟对自发起搏特性的影响，其中（a）为细胞内肌质网钙泵的摄取速率（P_{up}）和通过 RyR 释放钙的速率（K_S）在不同组合下的自律性情况。红色代表可产生节律性自动除极（rhythmic firing）的区域，灰色代表不规则自动除极（irregular firing）的区域，图中所标注的 A^* 和 $A\sim D$ 点处的膜电位如图 5.5.8（b）所示。可见，提高 P_{up} 可使窦性节律加快，而降低 K_S 则使其减慢。当窦性节律较慢时，如图 5.5.8（b）中 B 点膜电位图所示，舒张期除极过程出现显著延长，并伴有驼峰样的上升（hump-like elevation）。当 P_{up} 或 K_S 显著降低后，自发除极的节律变得不规则，伴有间歇性停顿，如图 5.5.8（b）中 C 点和 D 点膜电位图所示。另外，与没有膜钟参与（所有的离子电流均为零）的情况相比，当膜钙钟共同作用时可使节律性除极的范围从 1.74Hz 扩大到 3.87Hz，说明尽管钙钟是调节自发性除极的重要因素，但膜钟的参与会加强窦性节律的稳定性，两者的协同作用保证了窦房结细胞的自律性。

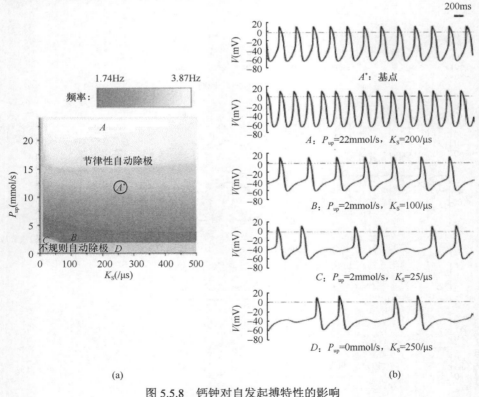

(a)　　　　　　　　　　　　　　　　　(b)

图 5.5.8　钙钟对自发起搏特性的影响

扫封底二维码获取彩图

（张　虹）

参 考 文 献

[1] Antzelevitch C. Electrotonus and reflection [M]//Rosen MR，Janse MJ，Wit AL. Cardiac Electrophysiology. New York：Futura Publishing Company，1990：491-516.

[2] Shaw RM，Rudy Y. Ionic mechanisms of propagation in cardiac tissue roles of the sodium and L-type calcium currents during reduced excitability and decreased gap junction coupling [J]. Circ Res，1997，81（5）：727-741.

[3] Luo CH，Rudy Y. A dynamic model of the cardiac ventricular action potential，Ⅰ：simulations of ionic currents and concentration changes [J]. Circ Res，1994，74：1071-1096.

[4] LuoCH，RudyY. Adynamic model of the cardiac ventricular action potential，Ⅱ：afterdepolarizations，triggered activity，and potentiation [J]. Circ Res，1994，74：1097-1113.

[5] Zeng J，Laurita KR，Rosenbaum DS，et al. Two components of the delayed rectifier K^+ current in ventricular myocytes of the guinea pig type：theoretical formulation and their role in repolarization [J]. Circ Res，1995，77：140-152.

[6] Gussak I，Antzelevitch C. Electrical Diseases of the Heart：Genetics，Mechanisms，Treatment，Prevention [M]. London：Springer，2008.

[7] Spooner PM，Rosen MR. Foundations of Cardiac Arrhythmias：Basic Concepts and Clinical Approaches [M]. New York：Marcel Dekker，2001.

[8] 金印彬，杨琳，张虹，等. 心脏电生理的计算机仿真方法研究[J]. 生物医学工程学杂志，2006，23（2）：419-423.

[9] Ming LQ，Zhang H，Peng NC，et al. Measurement of tip trajectories in the cardiac reentry [J]. Chinese Journal of Biomedical Engineering，2008，17（3）：134-138.

[10] Holden AV，Biktashev VN. Computational biology of propagation in excitable media models of cardiac tissue [J]. Chaos Solitons Fractals，2002，13：1643-1658.

[11] Garfinkel A，Qu Z. Nonlinear dynamics of excitation and propagation in cardiac muscle [M]//Zipes DP，Jalife J，Eds. Cardiac Electrophysiology：From Cell to Bedside. Philadelphia：W. B. Saunders，1999：315-320.

[12] Rudy Y. Reentry：insights from theoretical simulations in a fixed pathway [J]. J Cardiovasc Electrophysiol，1995，6：294-312.

[13] 马新亮. 后除极与触发激动在心律失常发生中的作用[J]. 生理科学进展，1985，6(1)：68-70.

[14] Fink M，Noble PJ，Noble D. Ca^{2+}-induced delayed afterdepolarizations are triggered by dyadic subspace Ca^{2+} affirming that increasing SERCA reduces after contractions [J]. Am J Physiol Heart Circ Physiol，2011，301：H921–H935.

[15] Xie YF，Sato D，Garfinkel A，et al. So little source，so much sink：requirements for afterdepolarizations propagate in tissue [J]. Biophyical J，2010，99：1408–1415.

[16] 郭继鸿. 折返与心电图[J]. 临床心电学杂志，2000，9（4）：238-244.

[17] 李运田，陆再英. 心室肌细胞电生理异质性及其影响因素的研究进展[J]. 中国循环杂志，2000，15（3）：189-190.

[18] 金印彬，杨琳，张虹，等. LQT2 模型中早期后除极的产生与中层心肌细胞的岛形分布有关[J]. 中国心脏起搏与心电生理杂志，2004，18（5）：384-387.

[19] Carmeliet E. Cardiac ionic currents and acute ischemia：from channels to arrhythmias [J]. Physiol Rev，1999，79（3）：917-1017.

[20] Chen PS，Joung B，Shinohara T，et al. The initiation of the heart beat [J]. Circ. J，2010，74：221- 225.

[21] Demir SS，Clark JW，Giles WR. Parasympathetic modulation of sinoatrial node pacemaker activity in rabbit heart：a unifying model [J]. Am J Physiol，1999，276：H2221-H2244.

[22] Dokos S，Celler B，Lovell N. Ion currents underlying sinoatrial node pacemaker activity：a new single cell mathematical model [J]. J Theor Biol，1996，181：245-272.

[23] Zhang H，Holden AV，Kodama I，et al. Mathematical models of action potentials in the periphery and centre of the rabbit sinoatrial node [J]. Am J Physiol，2000，279：H397-H421.

[24] Kodama I，Nikmaram MR，Boyett MR，et al. Regional differences in the role of the Ca^{2+} and Na^+ currents in pacemaker activity in the sinoatrial node [J]. Am J Physiol，1997，272：H2793-H2806.

[25] Garny A，Noble PJ，Kohl P，et al. Comparative study of rabbit sino-atrial node cell models [J]. Chaos Solitons Fractals，2002，13（8）：1623-1630.

[26] 刘元生. 窦房结细胞的钙钟和膜钟[J]. 临床心电学杂志，2014，23（2）：156.

[27] Maltsev VA，Lakatta EG. Synergism of coupled subsarcolemmal Ca^{2+} clocks and sarcolemmal voltage clocks confers robust and flexible pacemaker function in a novel pacemaker cell model [J]. Am J Physiol Heart Circ Physiol，2009，296：H594-H615.

第6章 心肌膜电位的光学标测技术

认识和了解细胞膜的电活动可为生理学家从微观领域揭示生命现象的奥秘、探索疾病的发生机制，治疗诸如心脑血管、神经障碍等疾病提供重要的依据。传统的微电极、膜片钳技术已不能满足当前研究的需要，基于电压敏感染料（voltage-sensitive dye）的膜电位光学标测（optical mapping）方法自问世以来得到了迅速发展，并在实际研究中发挥越来越重要的作用。该技术与传统手段相比，其优势在于可以多位点同步记录细胞膜的电活动，动态显示膜电位的传导过程；具有非常高的时间和空间分辨率；具有无创性；可避免外部电磁场干扰，为心脏电除颤等机制研究提供了重要的手段。

近年来，电压敏感染料膜电位光学标测技术已逐步应用于电生理学研究的各个领域，包括中枢神经系统、骨骼肌细胞、心肌细胞甚至外分泌腺体等。在心脏电生理研究方面，目前热点主要集中在利用光学标测探讨心肌组织的电生理特征、心律失常的发生机制、电击除颤机制、电场诱导心肌电活动及机械电反馈作用等方面。

6.1 实 验 架 构

光学标测实验不仅需要照影系统，还需要灌流设备等许多组件。

6.1.1 组件简介

心脏光学影像照影系统的主要组件如下。

1. 高速相机（MiCAM Ultima） 在心脏光学标测中，高速相机是不可或缺的主要元件。市面上有许多高速、高灵敏度相机可供选择，以美国 SciMedia 的 MiCAM 系列相机为例说明。MiCAM Ultima 是一款以互补金属氧化物半导体（CMOS）为基底的相机，具有超高速性能的优点，以及最佳高分辨率和高信号噪声比，此相机主要的功能是在生物样品染上荧光染剂后可以侦测到极微小的荧光改变量。这个独特且高度定制的 CMOS 传感器（CMOS sensor）能够达到 10 000 张/秒（10 000 frames/second）的高速影像的拾取率，CCD 的量子效率约 60%，因而能获得 70 分贝（dB）动态范围，甚至达到更高的范围。另外，时间分辨率为 0.1 毫秒/张（msec/frame），空间分辨率为 100×100 像素，利用电压敏感染料进行高速成像是最困难的荧光成像应用之一，但这个图像传感器能突破此困难，拾取到最佳的极微小的荧光变化。

MiCAM Ultima 处理器有两个摄像头端口，可以作为同步双摄像头系统（synchronized dual camera system），允许使用多种探针，双波长或双染色成像，在心脏光学标测中，常需要在电压敏感染料和钙离子敏感染料双染下进行照影。

2. 心电图记录器 心电图（ECG）是心脏发出来的电信号所形成的波形。心电图记录器是一种生物放大器（bio-amplifier），一般用来记录心脏在胸部皮肤表面的电信号活动，信号是经由连接到皮肤表面的电极进行收集，并连接到外部的生物放大器。然而在心脏光学标测中，心脏本身已经和本体分离，因此，只需将检测的电极放置在心脏的周围，就能收集到较大的信号，而且电信号强度大，有利于心电图的阅读与判断。

QRS 波群主要用来导出心搏间期的频率，振幅为 0.3～2mV。传统用于心电图放大器的规格如下[1]。

（1）低内部噪声（low internal noise）（<2mV）。

（2）高输入阻抗（high input impedance）（Z_{in}>10MΩ）。

（3）带宽范围（bandwidth）（0.16～250Hz）。

（4）带宽截止（bandwidth cutoff）（>18dB / octave）。

（5）陷波滤波器（notch filter）（50Hz 或 60Hz，取决于国家/地区）。

（6）共模噪声比（common mode rejection ratio）（CMRR>107dB）。

（7）共模输入范围（common mode input range）（CMR±200mV）。

（8）静电冲击保护（static electricity shock protection）（>2000V）。

心电图的信号十分微小，变化的范围从微伏（μV）到毫伏（mV），这样微小的信号需要放大才容易辨识，因此这种生物电位放大器（bio-potential amplifier）需具有高输入阻抗，且以安全为主要考量。为了提高安全度，隔离和保护电路（isolation and protection circuitry）用于限制通过电极的电流。放大器的输出阻抗要低，才能够驱动较大的负载，得到较大的输出比。另外，由于信号非常小，所以增益（gain）需要非常大，在生物电位放大器电路中，通常增益需要超过 1000 倍，放大器应该要有较高的共模噪声比，才能消除较大的噪声。

大部分的生物放大器使用的是差模放大器（differential amplifier），它可确保输入信号中的噪声不被放大，得到最佳的输出信号质量，具有这种特性的差模放大器很难找到，因此往往利用差模放大器为基底，构建仪表放大器（instrumentation amplifier）并使用到生物放大器上。

3. 电刺激器 电刺激（electrical stimulation）指将电刺激能量以电流和电压的方式传送至生物组织，引发可观察的反应，是心脏和神经科学研究中的重要工具。电刺激器施加的电压为 V，I 是电流，R 是组织或刺激电极的电阻，如果电压不变，组织或电极电阻升高，电流将减少；如果电阻降低，电流将增加。

电刺激器主要分成以下两种类型。

（1）恒定电压刺激器（constant voltage stimulator）：在向生物组织输送电能时，

刺激装置可以在刺激过程中保持电流或电压不变，将电压恒定在用户设定的值，电流则由欧姆定律来决定。

（2）恒定电流刺激器（constant current stimulator）：在刺激过程中，让电流恒定在用户设定的值，电压由欧姆定律来决定。

恒定电流刺激器是首选，主要因为电流可以定量地刺激组织，且刺激的电极可以随着刺激的过程增加阻抗。恒定电流刺激器会感应电阻变化并提供所需的任何电压，以维持设定速率下的电流输送。然而恒定电流刺激器可提供多少电压是有限制的，如果电阻变得无限大，其中一个刺激电极从组织中移除，则刺激器可能无法用无限电压来补偿。恒流刺激器可以提供的最大电压称为顺应电压，一旦顺应电压达到一定的值，组织阻抗将进一步增加，导致输送电流的下降。

用于电生理实验中产生刺激模式的刺激器，选择的标准如下。

1）能够以恒定电流模式操作。

2）具有高电压的顺应性（high voltage compliance）。

3）刺激可以短时间上升（short rise time of the stimulus）。

电刺激器在电生理研究上是不可或缺的工具，它提供一个高达 200V 以上的顺应电压，能在恒定电流或恒定电压下操作，并能在短时间产生刺激，造成短暂的刺激伪像（brief stimulation artifact）[2]。

4. 除颤器　主要用于治疗心脏节律的失常，特别是心室颤动（ventricular fibrillation）和室性心动过速（ventricular tachycardia）。除颤器（defibrillator）作用的原理是向心脏输送一定量的电流，造成大量的心肌除极（depolarization），停止心律失常（dysrhythmia），随后心脏的起搏器，即窦房结（sinoatrial node）重新建立正常的窦性心律（sinus rhythm）。

在心脏光学标测中，当心脏发生心律失常时，将除颤器电极放置在心脏的两侧，依照先前文献研究，除颤时给予的能量在 3～10ms 的持续时间范围内时为 1A/kg（体重）（0.45A/lb）。

5. 蠕动泵浦　是一种正排量的泵浦，用于递送不同的流体，弹性的管子会安装在环形的泵浦壳内，附着于多个转子的周围。当转子转动时，压缩弹性管子，被压缩的部分会闭塞（occlude），迫使流体被泵浦送入管子内，随着转子通过管子后，管子恢复原来的弹性，流体会被递送到泵浦中，这个过程被称为蠕动。蠕动在许多生物系统中被使用（如胃肠道），而心脏灌流系统主要利用此蠕动泵浦来模仿心脏内血液的流动，输送营养液至心脏以维持心脏的跳动。

在蠕动泵浦的选择上，高的分辨率、精确的速度、平滑和低脉冲流动（smooth，low pulse flow）及压力的输出在心脏灌流上相当重要。以下是选择蠕动泵浦的建议标准。

（1）标准流量：最大压力为 0.5MPa 时，流速为 0.3μl/min～30ml/min。

（2）高流量：在 0.3MPa 的最大压力下，流速为 1～220ml/min。

6. 恒温循环水浴槽　水浴槽（water bath）是在容器中有恒温水的实验设备，能用于长时间产生恒温水，以使生物样品达到恒温的效果。所有水浴槽皆有数字显示实时的水温，以及能调控温度的模拟界面。对于大部分的水浴槽，可以让温度高达 99.9℃。

心脏灌流系统中，水温的恒定相当重要，主要用以模拟血液在心脏的温度。实验过程中，使营养液恒温在 37℃，温度过低或过高均会让心肌细胞受损，因此，温定控制是实验成功与失败的关键。不同的灌流系统因为有开放式或半开放式的差别，由于受外界温度干扰程度不同，因此，需要测量灌流于心脏内的实际温度来调整水浴槽的温度。

6.1.2　Langendorff 灌流装置

Langendorff 心脏（Langendorff heart）又可称为分离的灌注心脏（isolated perfused heart），此装置能使心脏在离开本体的状况下（在体外）仍保持正常功能，主要用于动物进行药理学和生理学的研究。近一个世纪前，由 Oscar Langendorff 发明的分离灌注心脏系统已成为药理学和生理学研究的中流砥柱，该系统允许检查心脏的收缩力和舒张力、血管的效应，而不需要利用动物建立并发症。

Langendorff 灌流液由蠕动泵浦从储液器中抽出，通过弹性管子将溶液驱动到气泡收集器，气泡从流动中释放，应避免气泡灌入心脏，造成阻塞，接着再将无气泡的溶液输送到与套管连接的主动脉，最后送达心脏腔室中。通过使用储存器和蠕动泵浦，可以将不同浓度的溶液或药物送至心脏，或者也可以清洗掉溶液或药物。这种类型的实验，经常用于药理学和药物剂量反应研究，Langendorff 灌流装置有许多不同的系统组合，可以满足各种研究的需求。

美国公司 Radnoti 是目前 Langendorff 灌流装置研发最完善的公司，它也制作许多经典的 Langendorff 灌流装置，大至组织、小至细胞皆有不同形态的灌流装置系统。以下单纯介绍使用在心脏组织的 Langendorff 灌流装置，主要分成两种。

（1）恒定压力（constant pressure）Langendorff：如图 6.1.1（a）所示，此装置可以产生恒定的灌注压力，流量的变化会随着心脏阻力的变化而调整，用流量计（flow meter）进行监测。

（2）恒定流量（constant flow）Langendorff：如图 6.1.1（b）所示，此装置可以产生恒定的流量，心脏冠状动脉的阻力变化可以视为压力的变化，由于流量不变，使用蠕动泵浦可以较容易地将药物输送至心脏，但是因为心脏不能自主调节冠状动脉的血流，较容易造成缺血（ischemia），且比恒定压力的灌流方式更容易产生心脏受损的情形。由于心脏系统配置为恒定流量，因此来自心脏的阻力变化将导致压力变化，这可通过微压传感器进行监测[3]。

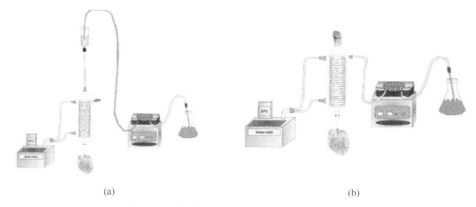

(a)　　　　　　　　　　　　　　　　　(b)

图 6.1.1　恒定压力与恒定流量的灌流装置

6.2　心脏的制备

Langendorff 灌流装置在基础心脏生物学（basic cardiac biology）及生理学（physiology）已被广泛利用，这个实验系统如今也沿用到心血管（cardiovascular）研究的相关问题上，包括心脏缺血再灌注损伤（ischemia-reperfusion injury）、受损心肌的细胞治疗（cell based therapy for damaged myocardium）、心脏的药物治疗反应（the cardiac effects of drugs）及心脏同种异体移植物保存技术（cardiac allograft preservation technique）。

6.2.1　实验动物的选择

前文所提及的两种灌流装置（恒定压力、恒定流量）皆可使用在任何哺乳动物物种上，Langendorff 装置可以随着使用的目的、研究的物种而改变装置内的零部件，以符合研究的需求。装置的优势是其广泛物种的适用性，已有多种哺乳类动物通过此方式进行研究，从小型哺乳动物，如大鼠、小鼠、兔子，到大型动物模型（animal model），如犬、猪、灵长类动物甚至人类心脏，另外也可应用在斑马鱼心脏研究上等，为更多的临床研究和治疗提供相关证据。但由于大型动物实验的成本较高，生物变异性较大，且设备和灌流液的量也比一般小型动物多，因此装置在小型动物使用的频率比较高[4]。

主动脉插管的管子材料可以是塑胶、玻璃或金属，管径大小是决定离体心脏灌流成败的关键之一。选择太小的管径，会使心脏有缺血的情形产生，因为灌入的液体量可能会不足以供应血管所需的容积，从而引起部分血管缺氧，使该部位的心肌细胞坏死而产生损伤；如果管径太大，插管期间会使主动脉产生撕裂，且可因流量过大而使压力下降。离体心脏灌流的成功与失败，可以依照灌流时观察心率的快慢来判断。表 6.2.1 所列的心率是离体心脏进行灌流初期建议的心率，但因在心脏光学标测实验中，有许多动物模型在实验前心脏就患有疾病，如高血压、心力衰竭、心肌缺血等，此种动物模型不受此规范。在恒定流量的 Langendorff 灌流中建议的流速为 15ml/（min·g）；在恒定压力的 Langendorff 灌流中建议的压力为 60～80mmHg，而初期灌流时的压力设定为 50～60mmHg，实验参数与器具的选择如表 6.2.1 所列[5-11]。

表6.2.1　　离体心脏灌流的实验参数及插管管径的选择

	豚鼠（guinea pig）	兔子（rabbit）	大鼠（rat）	小鼠（mouse）	斑马鱼（zabrafish）
插管管径	3/4in	16gauge	14gauge	21gauge	34gauge
心率（次/分）	280～300	205～220	330～360	380～600	50～200
恒定流量 Langendorff	流速设定：15ml/（min·g）				
恒定压力 Langendorff	初期压力：50～60mmHg 稳定后压力：60～80mmHg				

注：1in=2.54cm，1gauge=25.4μm。

6.2.2　心脏逆灌流原理及装置架构

心脏的逆灌流原理是通过插入管子至主动脉，以逆行的方式灌注营养液，与正常的生理流动相反，使主动脉瓣在压力下关闭；持续的灌注液体在主动脉内，迫使溶液进入通常以血液供应心脏组织的冠状血管，经由主动脉根部内的两个冠状窦口（coronary ostia）分布于左右两边，使冠状动脉血管系统（coronary arterial vasculature）充满营养液（perfusion buffer）。灌注的营养液通过微血管网进入冠状静脉，最后进入位于右心房后壁（posterior atrial wall）上的冠状窦（coronary sinus），这使得营养物质和氧气可以供给心肌，使心脏从动物中移出后能够持续跳动数小时[3]。

实验开始前，装置安装是重要的一环，其流程如图 6.2.1 所示。首先 Langendorff 管路需先与蠕动泵浦连接，透过泵浦让过滤水（dH$_2$O）清洗管路，确认管路是否有脏污及漏水。接着配制营养液，在离体心脏灌流中使用到的缓冲液称为 Tyrode 缓冲液或 Tyrode 溶液，成分如表 6.2.2 所示。表中成分为标准的溶液，溶液需依照实验的设计不同微调，酸碱值 pH 需要调整至 7.4。酸碱值对心脏本身影响很大，过酸或过碱会使心肌细胞坏死，因此在实验前应观测溶液酸碱度的变化，以免在灌流时造成心肌坏死，影响实验结果。在泵浦吸水的源头放置储水槽，将配制好的 Tyrode 缓冲液倒入储水槽，利用泵浦将溶液充满于管路中。另外，在储水槽中需灌入混合气体（5% CO$_2$ + 95% O$_2$），以提供足够的氧量供给心脏，并且，打入混合气体以让溶液在长时间灌流下维持溶液的酸碱值。混合器是利用气泡石连接气体管路后，将气泡石放置于储水槽，打入气体到溶液中。在标准的实验中，不可中断气体的供给，以免心肌细胞缺氧。

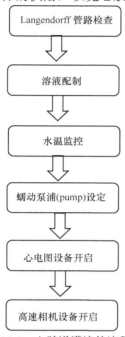

图 6.2.1　心脏逆灌流的流程图

表6.2.2　溶液配方

Tyrode 缓冲液	浓度（mmol/L）
NaCl	125
NaHCO$_3$	24
KCl	4.5
NaH$_2$PO$_4$	1.8
MgCl$_2$	0.5
CaCl$_2$	1.8
葡萄糖	5.5
白蛋白	0.1

在 Langendorff 灌流装置中，有内循环与外循环的管路，外循环连接水浴槽，以调控内循环溶液的温度恒定。在内循环管路中充满溶液后，需将连接外循环管的水浴槽温度设定为 37℃，加温内循环管路的溶液，并监控内循环管路末端出水口的水温（需维持在 37℃）。因外在环境的温度变动大，如内循环水温未及 37℃，需将水浴槽调到更高的温度，以使内循环达到 37℃恒温的标准，但温度设定可依照实验设计变更；如进行低温疗法则需降低水浴槽的温度。

恒定流量 Langendorff 标准流速设定为 15ml/（min·g），但根据实验的经验法则，在心脏灌流初期，流量设定需低于标准流速，以减少心肌受损，因心脏在摘除至灌流时处于缺血的状态，心率下降，重新灌流后，降低流速可以避免心脏承受过大的压力；在心脏适应后，再缓慢增加流速到标准值。另外，借由 ECG 的监测，当心跳维持恒定后，即表示心脏已适应，再调整流速，所以 ECG 是相当重要的参考，在实验前需要检查 ECG 设备功能是否正常，接着需要开启高速相机，设定基本参数（如照相速度等）。

6.2.3　心脏摘除及装置连接

开始手术摘除心脏前，为避免凝血造成心脏血栓，在动物麻醉后需于腹腔注射肝素钠（heparin sodium）100IU，使手术过程中血液可以正常在心脏内进行循环。接着在动物全身麻醉后，以剑突为中心，向手臂两侧以圆弧状将表皮剪开，后使用骨剪以剑突为中心，同样向手臂两侧以弧形剪开，因横膈膜后即为心脏，应以剪刀钝端向心脏方向剪开横膈膜，小心剔除心包膜，使心脏裸露，在主动脉附近清除脂肪，找到主动脉后，将心脏朝术者方向稍微往外拉，于主动脉弓上缘下刀，摘除心脏。在小鼠心脏摘除时，因肺脏与心脏较难分离，为了避免心脏受损，可将肺脏与心脏一起摘除，并立即将心脏移入冰冷（4℃）的 Tyrode 缓冲液中，让心脏搏动变慢，保护心肌，并以最短的时间进行插管与灌流。

在冰冷的 Tyrode 缓冲液中，修剪心脏以外的组织（如肺脏和脂肪）直到主动脉裸露，用两个尖头的小镊子将主动脉轻轻打开，缓慢滑动主动脉至套管上，并用动脉夹夹住主动脉和套管，再用两条缝合线绑住，接着打开泵浦，使灌注液体进入主动脉。在灌液前需确保管路中无气泡，避免拴住血管，在心脏离体后，尽量让心脏能够快速地开始灌流，减少细胞损伤。另外，需特别注意，管路不可插入主动脉太深，否则可能会导致主动脉瓣叶破裂，使主动脉闭锁不全。主动脉瓣在维持冠状动脉口的冠注压力是不可或缺的，如果主动脉瓣闭锁不全，部分灌注液体将会流入左心室，使二尖瓣失去功能，进而心脏整体将失去功能。此外，如果将套管绑在头臂动脉干（brachiocephalic artery），缓冲液将不会流入主动脉，而是被引流到其他通路，因此在修剪主动脉时，要将头臂动脉干修剪掉，避免完全没有逆灌流压力至主动脉内。

一旦完成正确的插管，建立了 Langendorff 灌注回路，并给予灌注和稳定的流量后，心脏应在几秒钟内开始剧烈跳动，即是成功的灌流。然而从剪开胸部那一刻起直到心脏在 Langendorff 系统上安装和灌注，整个过程必须少于 5min，以避免缺血的潜在影响[12]。

心脏摘除后，有以下三点需特别注意。

（1）主动脉插管时，切勿插入太深，以免让主动脉瓣膜破损。

（2）用手术线绑住主动脉时，确实绑牢，并尽量绑在主动脉根部。

（3）使用恒流 Langendorff 时，灌流初期流速设定需比标准值低。

6.2.4　离体心脏染色

在心脏光学标测中，主要使用以下三类染剂。

（1）电压敏感染料（voltage-sensitive dye）：di-4-ANEPPS，di-8-ANEPPS 和 RH237。

此染料可随电压变化而改变其光谱特性，能够用以测量单个或多个神经元的放电活动、肌肉或心肌细胞。借助电压敏感染料可以检测细胞膜电位的变化，确定动作电位的起源位置，并且可以获得动作电位速度和方向等测量结果[13]。

（2）钙离子敏感染料（calcium-sensitive dye）Rhod-2：Rhod-2 荧光最大激发波长为 552nm，最大发射波长为 581nm。Rhod-2 在钙离子结合前是不发荧光的，而随着 Ca^{2+} 浓度的增加，其与 Ca^{2+} 结合后才会有荧光；结合 Ca^{2+} 越多，荧光越亮。Rhod-2 较大的激发和发射波长，使得其可用于具有高自体荧光的细胞和组织的实验中，以及用于与其他较短波长的荧光染料复合的实验中。

（3）肌球蛋白抑制剂（myosin inhibitor）布比他汀：布比他汀用于抑制心肌细胞内的肌球蛋白 II（myosin II）。此染剂的缺点是在水中溶解度低，且在剂量大时会对细胞或组织产生毒性，另外在照射蓝光时活性会被抑制 [14, 15]。

在心脏光学标测实验中，心脏染色方式可分为以下两种。

（1）单镜头相机（不侦测钙离子信号）：心脏在 Langendorff 系统中稳定灌流后，于灌流循环液中注入 4.2μg/ml di-4-ANEPPS，灌流 10～20min 后，加入 15μmol/L blebbistatin 至储存槽中，循环灌流至心脏，在实验过程中不可将含有 blebbistatin 的 Tyrode 缓冲液换掉，一旦心脏未灌流 blebbistatin，将会引起心肌收缩，而无法进行照影。在照影时，使用 532nm 的激发光激发染色的心脏，并收集荧光，相机则通过 710nm 带通滤波器记录电压荧光。

（2）双镜头相机（侦测钙离子信号）：心脏在 Langendorff 系统中稳定灌流后，在蠕动泵浦的源头——Tyrode 缓冲液储存槽中加入 10μmol/L 电压敏感染料 RH237 和 1.5μmol/L 钙离子敏感染料 Rhod-2，灌流 15～20min 后，储存槽中更换正常的 Tyrode 缓冲液，用来洗掉多余的染剂（多余的染剂会造成心肌受损）。洗涤心脏 15min 后，加入 15μmol/L 的 blebbistatin，循环灌流至心脏。同样在实验过程中不可将含有 blebbistatin 的 Tyrode 缓冲液换掉。一台相机通过（585±20）nm 带通滤波器获得钙荧光信号，而另一台相机通过 710nm 带通滤波器同时记录电压荧光[16]。

6.3　光学标测实验的数据分析

光学标测实验可得到膜电位、Ca^{2+} 浓度变化等相关数据，并通过多种手段对数据进行后处理和分析。

6.3.1　动作电位

心脏动作电位是心脏膜电位的短暂改变，主要是由于细胞内外的离子借由离子通道互相交换而引起的电位变化。心脏动作电位的产生和骨骼肌细胞不同，它来自位于右心房内自动产生动作电位的特殊细胞，即窦房结所发出来的电信号。窦房结每分钟会产生 60～100 个动作电位，这些动作电位会传递至细胞膜，促使细胞收缩，因此在窦房结的活动下，可以产生每分钟 60～100 次的静息心率（resting heart rate）。另外，心肌细胞与心肌细胞间有缝隙连接（gap junction），此结构允许动作电位从一个细胞传递到下一个细胞，这也是所有的心房细胞或心室细胞能同步收缩的原因[17]。

　　动作电位的上升和下降与心电图的 P 波、QRS 波群和 T 波相关联，为心房和心室的除极和再极化等现象。心脏光学标测实验可以容易地获得心脏内各个部位的最原始动作电位，对于研究心脏疾病和药理实验有很大帮助。进行心脏光学标测时通常会设计一套实验流程，借由电刺激器使心脏在相同频率下跳动，再比较相同频率下动作电位的差异。

　　实验的设计可以简单分成以下两种。

　　（1）标准起搏周期 ：如图 6.3.1（a）所示，标准起搏周期（standard pacing protocol）实验是利用电刺激器从长的起搏周期长度（pacing cycle length，PCL）至短的起搏周期长度，或者直到室性心动过速（ventricular tachycardia）或心室颤动（ventricular fibrillation）而停止。在刺激的同时，记录心电图及光学照影图。在此实验设计下，可以计算动作电位时程（action potential duration，APD）、传导速度等。

　　（2）S1S2 起搏周期：如图 6.3.1（b）所示，S1S2 起搏周期（extrastimulus pacing protocol）实验是利用电刺激器，在 10 个常规 S1 脉冲序列之后施加一个额外刺激（S2），然后逐渐减少耦合，S1 从长的起搏周期长度（如 500ms），逐渐减少 20～100ms，直到短的起搏周期长度（如 100ms）。S2 也随着 S1 递减，减少 5～10ms，直到心跳不随刺激反应时停止刺激。在此实验设计下，可以计算有效不应期（ERP），即心室未与刺激同步的最长 S1S2 间隔，另外也可以分析 APD 的交替（alternant）等现象[18]。

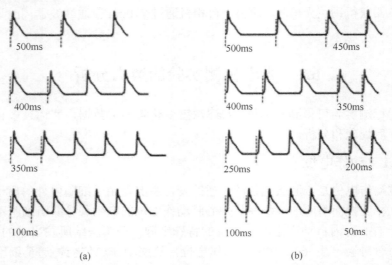

(a)　　　　　　　　　　　　　　　　(b)

图 6.3.1　标准起搏周期和 S1S2 起搏周期的实验

图 6.3.2（a）为在标准起搏周期下心室的动作电位分析。在此分析中，动作电位是测量70%再极化的程度，即从静息电位到70%动作电位峰值的时间差（70%峰值电位减静息电位），称为 APD$_{70}$，另外常见测量的百分比有 APD$_{50}$、APD$_{80}$、APD$_{90}$ 等[19]。

如图 6.3.2（b）和（c）所示，动作电位恢复曲线（action potential duration restitution curve，APDR）是根据 APD$_{70}$ 与舒张间期（diastolic interval，DI）所对应的分析。DI 定义为起搏周期和 APD$_{70}$ 之间的差值（PCL = APD$_{70}$ + DI）。另外也对 APDR 的斜率进行分析，利用指数拟合（single exponential fit）作图。有研究指出，斜率越大代表发生心律失常的概率越高，因此，APDR 是推测心律失常的一个重要指标[20]。

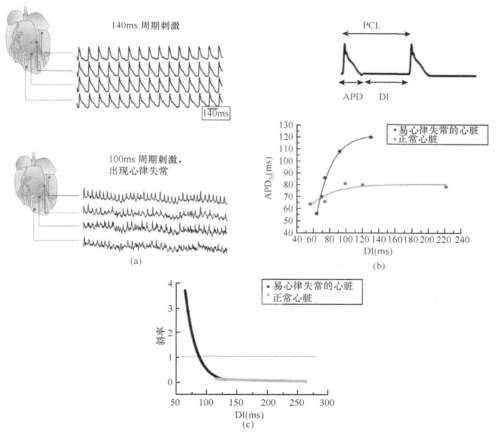

图 6.3.2　动作电位、恢复曲线及其斜率的分析

扫封底二维码获取彩图

6.3.2　传导速度

动作电位的速率与心肌细胞的基本功能、健康状态有很大的关系，心肌细胞特性的改变会造成严重的心脏疾病，包括心律失常、猝死等[21]。

在高分辨率的光学照影下，除了可以分析动作电位外，还可以分析心脏电位的传导速度（conduction velocity，CV）。首先要筛选合适的区域做分析，在选出的区域内找出电信号传递的源头，以此点作为中心找出离中心最远的点作为传导速度的距离。局部激活时间（local activation time，LAT）是中心与离中心最远的点之间动作电位最尖端（action potential upstroke）的时间差，最远距离除以动作电位最尖端的时间差即为传导速度。

6.3.3　等时线图

通常等时线图（isochrone map）的定义是在地图上绘制的一条连线，这些点在某些地方出现或同时到达。而在光学照影分析中，等时线图代表电位传递的方向和速度分布。图 6.3.3 为光学照影分析后的等时线图，在此图中可以观察电信号在心脏传递的过程，也可用于计算传导速度。图 6.3.3（a）为正常心脏电刺激时不同区域的动作电位，以及绘出的心脏电信号传递等时线。图 6.3.3（b）为快速电刺激诱发心律失常时异常心脏的电传导情况。

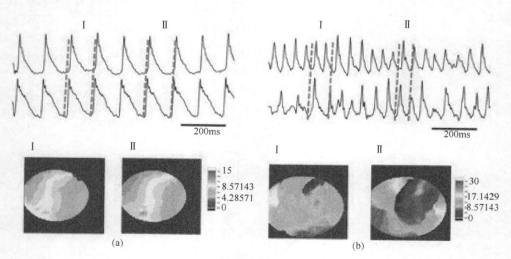

图 6.3.3　等时线的分析

扫封底二维码获取彩图

6.3.4　相位奇点图的分析

相位奇点图（phase singularity）的来源是在光学照影下侦测到的光学信号，经过运算转换成相位 θ，图像是由每个位点收集起来的离散时间光信号的堆栈数据结果。相位奇点图可以追踪图像上的空间分布轨迹，图上的每个点均须符合以下方程式（r 代表环绕奇点的圆形路径），换句话说，相位奇点就是在所有相位相遇的地方形成的一个点，基于积分特性的奇点形成的图像可显示电信号波形的环流方向。

$$\oint \nabla\theta \cdot \mathrm{d}r = \pm 2\pi$$

图 6.3.4 为相位奇点图的分析。图中可以观察电信号的传递情况，并且在产生心律失常时分析波形的走向[22]。图 6.3.4（a）为正常的心脏电刺激下，不同时刻心脏的电信号传导奇点图。图 6.3.4（b）为快速电刺激下心脏产生早期后除极时电信号传导奇点图，其中第Ⅰ区域的电信号传导较正常，但与图 6.3.4（a）相比可以发现电信号传递的时间较长；第Ⅱ区域在电信号传递过程中，第一个电位传导并未结束前突然出现新的电信号，且电信号传递不规则。

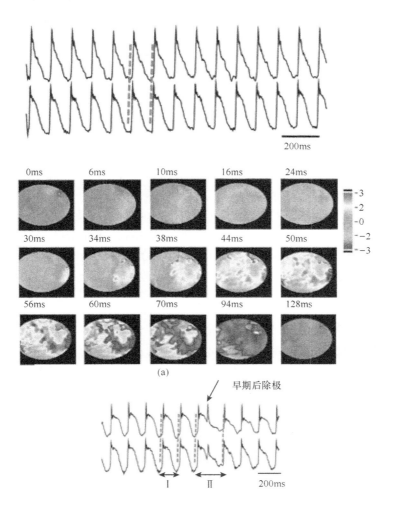

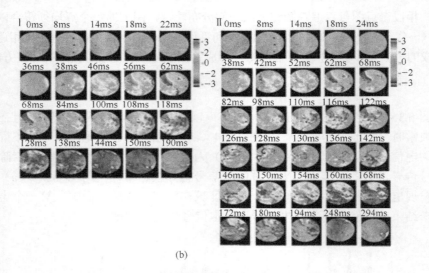

图 6.3.4　正常和快速电刺激下的相位奇点图

扫封底二维码获取彩图

6.4　光学标测下的心室颤动

心脏利用位于右心房的窦房结及独特的电传导系统，由心房传导到心室引起心肌收缩泵出血液至全身，这套独特的电气系统可被视为电气生理系统。而当这套电气生理系统运作不正常时，可能产生心律失常。美国每年因为心律失常而猝死的人约有 30 万[23]。心律失常定义为心跳极不规律、过快或过慢，主要发病原因为心房颤动（atrial fibrillation）和心室颤动（ventricular fibrillation）。其中，心室颤动为心室产生颤动，其颤动波会达到250~350 次/分，且在心室颤动期间心脏无真正的肌肉收缩动作，所以无法将血液泵至全身，使全身器官缺氧而导致猝死。

6.4.1　心室颤动简介

心室颤动最实时的治疗方法早在两个世纪前就已经被发明[24]，主要是利用电击器进行除颤，然而当时虽然知道除颤是有效的治疗方式，但是除颤的机制却难以使用当时传统的电器仪表进行研究，因为除颤产生的强烈电信号会干扰心电图收集心脏的电生理信号。近年来由于心脏光学标测技术的出现和发展，可以清楚地观察心脏表面心律失常时的异常电流所产生的折返（reentry）信号[25]，而且随着计算机模拟仿真的双域模型（bidomain model）的建立，利用此模型计算得到了刺激电场及除颤产生的虚拟电极[26, 27]，研究者相信除颤时产生的虚拟电极和除颤原理有一定关联性。

利用心脏光学标测的方法也可以清楚观察到虚拟电极的产生。图 6.4.1 为心脏光学标测系统示意图，它利用绿光激发心脏上的电压敏感染料，并用高速照相机拍下，然后利用相关软件对数据（如动作电位）进行分析和处理。

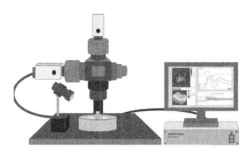

图 6.4.1　心脏光学标测系统示意图

6.4.2　光学标测下的心室除颤

在心脏光学标测尚未发明之前，研究者们皆利用 ECG 反应的数据做除颤方面的研究。心律失常时的 ECG 只能看到异常且无 PQRS 波的高频波形，并且在除颤时也只能看到一个强烈的电信号，因此研究心律失常的逆转十分困难。直到心脏光学标测技术的出现，激发电压敏感染料（di-4-ANEPPS）可以使心脏表面的电信号转成光学信号，再使用高速照相机收集心脏表面细胞膜的电位变化。借此技术可观察到心脏电信号的传导，以及除颤时心脏表面的电位变化。

1991 年首次将心脏光学标测技术应用于心脏除颤的实验研究[28]。在该研究中研究者发现每次除颤即会产生一个动作电位，而且相较一般心跳的动作电位，除颤时的心脏动作电位较强烈且快速。随后的除颤研究提出了一个称为"逐步除极"（progressive depolarization）的新理论。该理论说明，增强除颤除极的能力，可以有效地促使更多心肌再极化，并能有效预防电击后的波形（post shock wavefront），从而降低心脏震颤的发生率[29]。但该理论的缺点是并未考虑到电击不仅可以产生除极也可以产生再极化。随后出现的"虚拟电极理论"（virtual electrode hypothesis）是对除颤描述较为完整的理论，主要建立在理论及实验的基础上[30]。

6.4.3　除颤中的虚拟电极

除颤是建立在两个电极之间的电位差，会导致电子由负极，即阴极（cathode），流往正极，即阳极（anode）。如果两个电极都触碰到心脏，即称为"双极刺激"（bipolar stimulation）。如图 6.4.2 所示，如果只有一边触碰到心脏，另一边电极不触碰心脏（如接地），则称为"单极刺激"（unipolar stimulation）。当一个单极的阴极刺激心脏时，会在刺激点的周围得到除极的信号，在阴极相应的地方会产生一个虚拟的阳极，且此虚拟阳极会造成周围的组织再极化；相反，如果单极的阳极刺激心脏，则会在周边产生相应的虚拟阴极信号，这个现象即为虚拟电极理论[31]。通常一个真实的单电极会在其旁边产生两个相反极性的虚拟电极[26, 32, 33]。

一个真实的电极可以使组织兴奋，并且产生周边的虚拟电极，而虚拟电极同样也可以产生波前（wavefront），而且这个波前会由虚拟电极的阴极传到阳极。单电极除颤的机制有 4 个，分别为 cathode make、anode make、cathode break 和 anode break。make 活化会产生再除颤脉冲的开始，而 break 活化会产生除颤脉冲的结束[34]。cathode make 为使用真实的阴极单点刺激，会在心脏上产生大量的除极，而大量除极的两侧会产生小型阳极虚拟电极。anode make 则是使用真实的阳极单点刺激，它会在心脏上产生大量的再极化电流，并在两侧产生小型的阴极虚拟电极，因为虚拟电极产生的电流量并不会比真实电极电流量大，所以 cathode make 较 anode make 强。另外，break 发生在除颤刺激之后，cathode break 为真实阴极电击刺激结束后，被刺激的原本产生大型除极区域的部分电流流向两侧小型的阳极虚拟电极，而 anode break 也会使周围的阴极虚拟电极除极的电流流向阳极真实电极，这样电流的流动就会产生组织兴奋，因为虚拟电极的电量不会比真实电极的电量多，所以 cathode break 产生的兴奋也比 anode break 强。除极的传导方向都是沿着心脏纤维方向传导[35]。

　　在随后新的模拟仿真研究中证实，利用数学方法显示电场梯度，并且考虑传导会遇到不应期的异质性及解剖学上的不连续性，从而形成邻近区域的虚拟电极，而研究者们认为这些虚拟电极会成为再次刺激组织的"第二个来源"（secondary source）[30, 36-38]。图 6.4.2 为实验设计及验证的结果，其中，（a）为心脏放置于

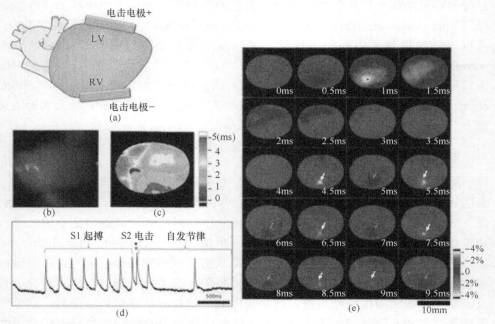

图 6.4.2　除颤的电击位置、等时线图、动作电位及虚拟电极

LV，左心室；RV，右心室

扫封底二维码获取彩图

高速相机下的摆放示意图，以及双极刺激除颤电极的摆放位置，（b）为高速相机下看到的心脏原始影像，（c）为心脏传递动作电位时的等时线图（isochrone map），（d）为心脏在一般电刺激（S1 起搏）及被除颤电击（S2 电击）时的动作电位，（e）为光学标测记录到的双极除颤刺激时产生的虚拟电极。

　　研究者们进一步发现，虚拟电极的形状和位置可以依照使用电极的极性来判断[39]。虚拟电极的极性图谱（virtual electrode polarity pattern，VEP pattern）可以预测在除颤之后虚拟电极产生折返的电流[40]。研究者们发现阳极电极犹如池（sink），阴极电极犹如源（source）。真实电极在单极刺激后会产生两个小型且对称极性相反的虚拟电极，这两个电极之间会产生折返电流，从而引起心室的震颤，而传导速度的快慢则取决于虚拟电极的极性。虚拟电极的极性如果为负（阴极），折返电流的传导速度就会相对快速，而如果传导速度够快，传导的波会形成阻滞（conduction block）并且产生一个终止折返电流的波前（self-terminate wavefront）。如果使用双极刺激，则会快速地反转极性和虚拟电极的分布，大幅降低刺激之后的组织反应。因虚拟电极的极性图谱无法产生太久，所以以双极刺激会降低折返电流的产生概率，从而比单极电极有更好的除颤效果[41]。

　　众多研究显示除颤，尤其是高能量的反复除颤会造成心脏损伤甚至衰竭[42]，所以人们力求寻找一个既能降低除颤能量又能达到除颤效果的方法，而虚拟电极如果应用得当会对除颤有很大帮助。有研究利用远场域刺激（far field stimulation）产生阴极和阳极的虚拟电极以达到除颤的目的[43]，也有其他研究说明只要找到折返电流的临界相（critical phase）就可以使用低能量除颤[44]。由于心脏光学标测技术的发展，研究者们可以借助于光学标测技术研究更多关于心脏低能量除颤的方法。图 6.4.3 为在光学标测下心脏除颤的结果，其中（a）为除颤刺激引发心律失常的动作电位，（b）为成功除颤的心脏动作电位，（c）为心脏在产生心律时的传导方向。

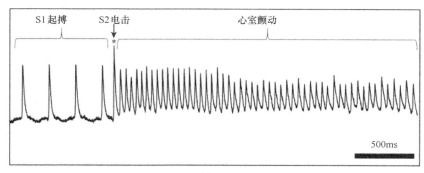

(a)

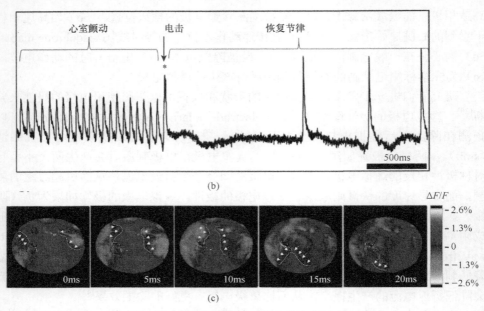

图 6.4.3　心脏除颤时的动作电位和传导方向

扫封底二维码获取彩图

6.5　单细胞的光学标测

6.5.1　光学标测细胞技术

光学标测技术也可以应用于单层细胞（myocyte monolayer），但是难度较整颗心脏高，因为整颗心脏有厚度，荧光反应较强，而单层心肌细胞只有 5～10μm 厚[45, 46]。研究者于 1991 年第一次将光学标测技术应用在单层心肌细胞上[47]，之后也有研究者将光学标测技术配合 Ca^{2+} 检测应用于单层细胞[48]。起初都是将电压敏感染料 di-4-ANEPPS 用于细胞，之后也开始使用 di-8-ANEPPS、RH237 及 Ca^{2+} 检测剂[49-51]。

6.5.2　心肌细胞培养

初代心肌细胞皆取自出生 2 天内的新生大鼠（neonatal rat）。首先摘取新生大鼠的心脏，利用胰蛋白酶（trypsin）使其在 4℃的冰箱内摇晃一晚，目的是为了使鼠的心脏结构松散。隔日取出心脏，将胰蛋白酶去除且将其泡入 37℃的培养液（medium 199）中，此时使用的培养液额外加入 10%的胎牛血清蛋白以营养心肌。泡约 10min 后取出鼠心，再泡入第二型胶原酶（collagenase typeⅡ）（1mg/ml）中，并拿到 37℃水浴槽进行摇晃。摇晃 1min 后取出，利用刻度吸管打散。重复两次后，心脏已全部溶入胶原酶中，离心后心肌细胞沉于底部。移除胶原酶后利用汉克平衡盐溶液（Hank's balanced salt solution）打散细胞并清洗，经过 40μm 的滤纸去除杂质。再次离心后，去除汉克平衡盐溶液，将含有 10%胎牛血清蛋白的培养液加入后打散，将细胞放入 T75 培养瓶中约 1h（这是为了要清除纤维细胞，因为纤维细胞的贴盘时间较快），使纤维细胞贴盘后，再把细胞转移到另一个干净的 T75 培养瓶中，再等待 1h，使剩下未贴盘的纤维细胞贴盘。最后将心肌细胞离心后种植于 35mm 的培养皿中。心肌细胞最适合生长的密度为 $5×10^5$ 个/ml，放置 1 晚。隔日待心肌细胞贴盘后，更换 2%的培养液，此后约每 3 天换 1 次培养液。初代心肌细胞在培养皿中平均可存活 2 周。

6.5.3　细胞光学标测的流程

将初代心肌细胞培育在 35mm 的培养皿中，但因为在光学标测下需要观察整个细胞的电信号传导，所以需要提高细胞密度到 $1×10^6$/ml，使心肌细胞互相连结，得到较为完整的信号。在进行光学标测前，使用电压敏感染料 di-8-ANEPPS。不同于 di-4-ANEPPS，di-8-ANEPPS 不会损伤细胞。将 di-8-ANEPPS 用磷酸盐缓冲溶液（phosphate buffered saline）稀释 10 倍，加入培养皿中染约 30s 后，用磷酸盐缓冲溶液冲洗两次，再换上新的培养液，使用绿光激发后，高速照相机就可以拍下细胞的动作电位。图 6.5.1 为心肌细胞光学标测的实验结果分析，其中（a）为心肌细胞除颤电极的摆放，利用中间的观察窗可以看到心肌细胞在一般电刺激

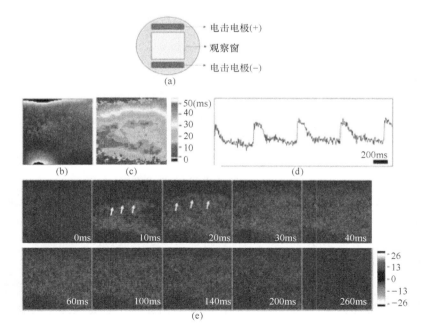

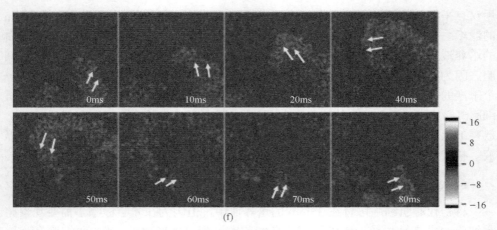

(f)

图 6.5.1 单层心肌细胞的光标测实验结果

扫封底二维码获取彩图

下的活动；（b）为在高速相机下看到的心肌细胞原始影像；（c）为心肌细胞传递动作电位时的等时线图；（d）为心肌细胞的动作电位，可见较完整心脏动作电位幅度小、噪声大；（e）为在光学标测技术下观察到的心肌细胞动作电位传导；（f）为心肌细胞发生心律失常时的螺旋波信号。

（林显丰　宋雁翎　邱予安）

参 考 文 献

[1] Webster JG，Hendee WR. Encyclopedia of Medical Devices and Instrumentation，Volumes 14. Physics Today，1989，42（5）：76.

[2] Sheinin A，Lavi A，Michaelevski I. StimDuino：An Arduino-based electrophysiological stimulus isolator[J]. J Neurosci Methods，2015，243：8-17.

[3] Bell RM，Mocanu MM，Yellon DM. Retrograde heart perfusion：the Langendorff technique of isolated heart perfusion[J]. J Mol Cell Cardiol，2011，50：940-950.

[4] Schechter MA，Southerland KW，Feger BJ，et al. An isolated working heart system for large animal models[J]. J Vis Exp，2014，（18）：doi：10.3791/51671.

[5] Rosenstrauch D，Akay HM，Bolukoglu H，et al. Ex vivo resuscitation of adult pig hearts[J]. Tex Heart Inst J，2003，30（2）：121.

[6] Lou Q，Li W，Efimov IR. Multiparametric optical mapping of the Langendorff-perfused rabbit heart[J]. J Vis Exp，2011，（55）：pii：3160.

[7] Lin E，Ribeiro A，Ding W，et al. Optical mapping of the electrical activity of isolated adult zebrafish hearts：acute effects of temperature[J]. Am J Physiol Regul Integr Comp Physiol.2014，

306（11）：R823-R836.

[8] Lee P，Taghavi F，Yan P，et al. In situ optical mapping of voltage and calcium in the heart[J]. PloS One，2012，7（8）：e42562.

[9] Tse G，Tse V，Yeo JM，et al. Atrial anti-arrhythmic effects of heptanol in Langendorff-perfused mouse hearts[J]. PLoS One，2016，11（2）：e0148858.

[10] Louch WE，Sheehan KA，Wolska BM. Methods in cardiomyocyte isolation，culture，and gene transfer[J]. J Mol Cell Cardiol，2011，51（3）：288-298.

[11] Pacher P，Mabley JG，Liaudet L，et al. Left ventricular pressure-volume relationship in a rat model of adranced aging-associated heart failure. Am J Physiol Heart Circ Physiol，2004，287：H2132-H2137.

[12] Broadley K. The Langendorff heart preparation—reappraisal of its role as a research and teaching model for coronary vasoactive drugs[J]. J Pharmacolog Methods,1979,2(2):143-156.

[13] Cohen LB，Salzberg BM. Optical measurement of membrane potential[M]//Adrian RH. Reviews of Physiology，Biochemistry and Pharmacology，Volume 83. New York：Springer，1978：35-88.

[14] Straight AF，Cheung A，Limouze J，et al. Dissecting temporal and spatial control of cytokinesis with a myosin II Inhibitor[J]. Science，2003，299（5613）：1743-1747.

[15] Kolega J. Phototoxicity and photoinactivation of blebbistatin in UV and visible light[J]. Biochem Biophys Res Commun，2004，320（3）：1020-1025.

[16] Hsueh C-H，Chen NX，Lin S-F，et al. Pathogenesis of arrhythmias in a model of CKD[J]. J Am So Nephrol，2014，25（12）：2812-2821.

[17] Rudy Y. Molecular basis of cardiac action potential repolarization[J]. Ann N Y Acad Sci，2008，1123：113-118.

[18] Osadchii OE. Effects of ventricular pacing protocol on electrical restitution assessments in guinea-pig heart[J]. Exp physiol，2012，97（7）：807-821.

[19] Shaw RM，Rudy Y. Electrophysiologic effects of acute myocardial ischemia: a theoretical study of altered cell excitability and action potential duration[J]. Cardiovasc Res，1997，35（2）：256-272.

[20] Hsieh YC，Lin JC，Hung CY，et al. Gap junction modifier rotigaptide decreases the susceptibility to ventricular arrhythmia by enhancing conduction velocity and suppressing discordant alternans during therapeutic hypothermia in isolated rabbit hearts[J]. Heart Rhythm，2016，13（1）：251-261.

[21] Soltysinska E，Speerschneider T，Winther SV，et al. Sinoatrial node dysfunction induces cardiac arrhythmias in diabetic mice[J]. Cardiovasc Diabetol，2014，13：122.

[22] Rogers JM. Combined phase singularity and wavefront analysis for optical maps of ventricular fibrillation[J]. IEEE Trans Biomed Eng，2004，51（1）：56-65.

[23] Kong CY，Nattinger KJ，Hayeck TJ，et al. The impact of obesity on the rise in esophageal

adenocarcinoma incidence: estimates from a disease simulation model[J]. Cancer Epidemiol Biomarkers Prev, 2011, 20 (11): 2450-2456.

[24] Gutbrod SR, Efimov IR. Two centuries of resuscitation[J]. J Am Coll Cardiol, 2013, 62 (22): 2110.

[25] Janse MJ, Rosen MR. History of arrhythmias[M]//Kass RS, Clancy CE. Basis and Treatment of Cardiac Arrhythmias. New York: Springer, 2006: 1-39.

[26] Sepulveda NG, Roth BJ, Wikswo J. Current injection into a two-dimensional anisotropic bidomain[J]. Biophys J, 1989, 55 (5): 987-999.

[27] Sepulveda NG, Wikswo JP. Bipolar stimulation of cardiac tissue using an anisotropic bidomain model[J]. J Cardiovas Electrophysiol, 1994, 5 (3): 258-267.

[28] Dillon SM. Optical recordings in the rabbit heart show that defibrillation strength shocks prolong the duration of depolarization and the refractory period[J]. Cir Res, 1991, 69 (3): 842-856.

[29] Dillon SM, Kwaku KF. Progressive depolarization: a unified hypothesis for defibrillation and fibrillation induction by shocks[J]. J Cardiovasc Electrophysiol, 1998, 9 (5): 529-552.

[30] Ripplinger CM, Efimov IR. The virtual electrode hypothesis of defibrillation[M]//Efimov IR, Kroll MW, Tchou PJ. Cardiac Bioelectric Therapy. New York: Springer, 2009, 331-356.

[31] Boukens BJ, Gutbrod SR, Efimov IR. Imaging of ventricular fibrillation and defibrillation: the virtual electrode hypothesis[J]. Adv Exp Med Biol, 2015, 859: 343-65.

[32] Furman S, Hurzeler P, Parker B. Clinical thresholds of endocardial cardiac stimulation: a long-term study[J]. J Surg Res, 1975, 19 (3): 149-155.

[33] Nikolski VP, Sambelashvili AT, Efimov IR. Mechanisms of make and break excitation revisited: paradoxical break excitation during diastolic stimulation[J]. Am J Physiol Heart Circ Physiol, 2002, 282 (2): H565-H575.

[34] Dekker E. Direct current make and break thresholds for pacemaker electrodes on the canine ventricle[J]. Circ Res, 1970, 27 (5): 811-823.

[35] Kandel SM, Roth BJ. The strength-interval curve in cardiac tissue[J]. Comput Math Methods Med, 2013, 2013: e 134163

[36] Efimov IR, Cheng YN, Biermann M, et al. Transmembrane voltage changes produced by real and virtual electrodes during monophasic defibrillation shock delivered by an implantable electrode[J]. J Cardiovasc Electrophysiol, 1997, 8 (9): 1031-1045.

[37] Gillis AM, Fast VG, Rohr S, et al. Mechanism of ventricular defibrillation[J]. Circulation, 2000, 101 (20): 2438-2445.

[38] Fast VG, Rohr S, Gillis AM, et al. Activation of cardiac tissue by extracellular electrical shocks[J]. Circ Res, 1998, 82 (3): 375-385.

[39] White JB, Walcott GP, Pollard AE, et al. Myocardial discontinuities[J]. Circulation, 1998, 97 (17): 1738-1745.

[40] Cheng Y, Nikolski V, Efimov IR. Reversal of repolarization gradient does not reverse the chirality of shock-induced reentry in the rabbit heart[J]. J Cardiovasc Electrophysiol, 2000, 11 (9): 998-1007.

[41] Efimov IR, Cheng Y, Van Wagoner DR, et al. Virtual electrode-induced phase singularity[J]. Circ Res, 1998, 82 (8): 918-925.

[42] Tereshchenko LG, Faddis MN, Fetics BJ, et al. Transient local injury current in right ventricular electrogram after implantable cardioverter-defibrillator shock predicts heart failure progression[J]. J Am Coll Cardiol, 2009, 54 (9): 822-828.

[43] Fishler M. The transient far-field response of a discontinuous one-dimensional cardiac fiber to subthreshold stimuli[J]. IEEE Trans Biomed Eng, 1997, 44 (1): 10-18.

[44] Ripplinger CM, Krinsky VI, Nikolski VP, et al. Mechanisms of unpinning and termination of ventricular tachycardia[J]. Am J Physiol Heart Circ Physiol, 2006, 291 (1): H184-H192.

[45] Baxter WT, Mironov SF, Zaitsev AV, et al. Visualizing excitation waves inside cardiac muscle using transillumination[J]. Biophys J, 2001, 80 (1): 516-530.

[46] Domke J, Parak WJ, George M, et al. Mapping the mechanical pulse of single cardiomyocytes with the atomic force microscope[J]. Eur Biophys J, 1999, 28 (3): 179-186.

[47] Fast VG, Kléber AG. Microscopic conduction in cultured strands of neonatal rat heart cells measured with voltage-sensitive dyes[J]. Circ Res, 1993, 73 (5): 914-925.

[48] Bub G, Glass L, Publicover NG, et al. Bursting calcium rotors in cultured cardiac myocyte monolayers[J]. Proce Nat Acad Sci USA, 1998, 95 (17): 10283-10287.

[49] Cysyk J, Tung L. Electric field perturbations of spiral waves attached to millimeter-size obstacles[J]. Biophysic J, 2008, 94 (4): 1533-1541.

[50] De Diego C, Pai RK, Chen F, et al. Electrophysiological consequences of acute regional ischemia/reperfusion in neonatal rat ventricular myocyte monolayers[J]. Circulation, 2008, 118 (23): 2330-2337.

[51] Zlochiver S, Munoz V, Vikstrom KL, et al. Electrotonic myofibroblast-to-myocyte coupling increases propensity to reentrant arrhythmias in two-dimensional cardiac monolayers[J]. Biophysic J, 2008, 95 (9): 4469-4480.

第 7 章　心律失常的电治疗技术

计算机仿真和光学标测技术提供了从微观到宏观深入研究心脏电活动现象及其内在机制的有效手段，为心律失常的治疗、药物的研发提供了理论依据。另外，随着导管技术在心腔内心电图描记术的不断进步，不仅大大提高了常规心电图在心律失常诊断方面的精度，同时也加深了对心律失常机制的认识。这些研究都为心脏的电治疗奠定了坚实的基础。用电学方法治疗恶性心律失常，如心室颤动和心动过缓（即电治疗），已取得了巨大的成效，现已成为心律失常治疗的重要手段。

7.1　心脏起搏治疗

人工心脏起搏是采用能发放低能量电脉冲的电子装置，通过植入心脏的导线电极刺激所接触的心肌，使心脏激动和收缩，从而达到治疗缓慢性心律失常的目的。自从 1958 年首次问世至今，心脏起搏器治疗已成为心律失常，特别是缓慢性心律失常的首选治疗方法。心脏起搏器被评为 20 世纪最杰出的十大发明，并与因特网分获美国国立工程院最高奖。随着技术的不断进步，目前应用于临床的心脏起搏器不再是早期简单的固定频率电刺激器，而已发展出可根据感知自身心电信号变化，按需确定起搏方式和起搏脉冲能量且自动功能很强的起搏器。现代起搏器还具备存储信息诊断功能，起搏参数可通过程控仪进行体外程控和遥测。

如图 7.1.1 所示，心脏起搏系统由三部分组成：①起搏器（脉冲发生器及电池）；②电极导线；③程控仪。

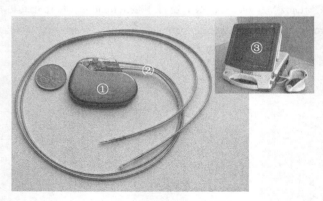

图 7.1.1　心脏起搏器系统

永久性心脏起搏器植入人体如图 7.1.2 所示,脉冲发生器和电池封装在钛金属外壳中, 埋植在皮下, 导线电极经锁骨下静脉植入需要刺激的心房或心室, 起搏器的工作模式和刺激参数特性可通过体外程控仪设置和改变。

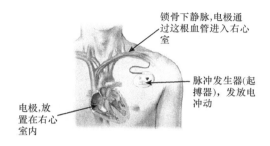

锁骨下静脉,电极通过这根血管进入右心室

脉冲发生器(起搏器),发放电冲动

电极,放置在右心室内

图 7.1.2　心脏起搏器植入人体示意图

根据不同的标准心脏起搏器有不同的分类方法,目前国际通常采用的是 1986年提出的 NASPE-BPEG-Generic 表达方式,用五位大写英文字母对起搏器进行编码, 如表 7.1.1 所示。

表7.1.1　心脏起搏器编码表

	I 起搏心腔	II 感知心腔	III 感知响应	IV 程控频率应答	V 抗快速性心律失常
编码字母	A	A	T	P	P
	V	V	I	M	S
	D	D	D	C	D
	O	O	O	R	O
	S	S	O		

第 I 位字母为起搏心腔, A 代表心房起搏, V 代表心室起搏, D 代表心房心室顺序起搏, S 代表特定心房或心室起搏, O 代表无。

第 II 位字母为感知心腔, A 代表心房感知, V 代表心室感知, D 代表心房和心室均感知, S 代表特定的心房和心室感知, O 代表无。

第 III 位字母为感知响应方式, T 代表感知到心电后触发脉冲产生, I 代表感知到心电后抑制脉冲产生, D 代表智能化触发和抑制脉冲的产生, O 表示无。

第 IV 位字母为频率应答和遥测功能, P 代表程控单一参数, M 代表程控多种参数, C 代表有查询功能, R 代表有频率应答功能。

第 V 位字母为抗心动过速及除颤功能, P 代表有抗心动过速功能, S 代表有电转复功能, D 代表前两种功能都有, O 代表无。

按照这样的编码可以很方便地根据起搏器适应证选择合适的起搏器, 常见的起搏器工作模式有以下几种：

1. 固定频率起搏（单腔无感知固定频率起搏器，SOO）　起搏电极植入特定的心房或心室，心脏起搏器按照预设的起搏频率发放刺激脉冲，不感知患者自身心电信号。这种起搏方式易出现竞争性心律等不良反应，目前临床很少采用。

2. 单腔按需起搏（SSI、SST）

（1）单腔起搏单腔感知抑制型起搏器（SSI）：起搏电极植入特定的心房或心室，同时起搏电极还可作为感知电极和特定心房或心室的腔内心电信号。如果心脏有自身起搏信号出现，起搏器感知到并抑制下一个刺激脉冲的发放，同时从感知到的心电信号处开始，重新安排下一个起搏脉冲的发送，在此后的时间里，如果指定的心腔没有出现自主的心电信号，那么心脏起搏器就应该释放起搏脉冲。

（2）单腔起搏单腔感知触发型起搏器（SST）：起搏器感知到自身起搏信号时，会及时发送刺激脉冲给特定的心腔，并以此为起点重新计算起搏周期，如果在接下来的周期内心脏没有自主搏动，则心脏起搏器就应该发送刺激脉冲给心腔。

3. 双腔 DDD 模式　即心房、心室双腔顺序起搏，双腔感知，双腔触发/抑制型全自动起搏模式。双腔起搏双腔感知触发抑制型起搏器（DDD）能模拟人类窦房结和房室结的生理功能，按顺序起搏心房和心室，又能感知心房和心室自身的电活动。感知后的反应方式有触发型和抑制型两种，根据电生理情况而自动选择。

4. 频率自适应起搏　频率自适应起搏器除了具备以上起搏模式外，还可由起搏器感知与人体代谢相关的参数，通过内置算法计算出起搏频率。

7.1.1　起搏治疗适应证

人工心脏起搏器分为体外临时性心脏起搏器和永久性植入式心脏起搏器，它们分别对应着不同的适应证。

1. 体外临时性心脏起搏器适应证　临时心脏起搏是将非永久性起搏电极导线植入心脏并发放刺激的临时性或暂时性人工心脏起搏术。起搏器置于体外，植入体内的起搏电极导线放置时间一般不超过 2 周，达到诊断、治疗和预防目的后随即撤出起搏电极导线。任何急性症状或引起血流动力学变化的心动过缓患者都可进行临时起搏。临时心脏起搏可达到治疗、诊断和预防的目的，适应证如下：

（1）各种原因引起的房室传导阻滞、窦房结功能衰竭而导致的心脏停搏并出现阿斯综合征发作。

（2）各种原因引起的严重缓慢性心律失常，如急性心肌梗死、急性心肌炎、洋地黄或抗心律失常药物等引起的中毒、电解质紊乱等。

（3）心律不稳定的患者在安置永久性植入式心脏起搏器之前的过渡。

（4）心脏直视手术引起的三度房室传导阻滞。

（5）药物治疗无效的、由心动过缓诱发的尖端扭转型和（或）持续性室性心动过速。

（6）患者可能出现明显心动过缓的心脏传导系统功能不全，并将实施大手术及心脏介入手术。

（7）疑有窦房结功能障碍的快速性心律失常患者进行心律转复治疗时。

（8）原先存在左束支阻滞的患者进行右心导管检查时。

（9）起搏器依赖患者在更换新的起搏器时的过渡。

2. 永久性植入式心脏起搏器适应证　随着心脏起搏器工程技术的不断进步及人们对心律失常机制认识的加深，心脏起搏治疗适应证也在不断扩展。除了对明确的窦房结功能障碍和房室阻滞有肯定的治疗效果外，一些非心动过缓型病症如慢性心力衰竭、梗阻性肥厚型心肌病（HOCM）、长 QT 综合征等也列入临床起搏治疗适应证范围。

永久性植入式心脏起搏器治疗的适应证主要是"症状性心动过缓"（symptomatic bradycardia），是指直接由于心率过于缓慢导致心排血量下降，重要脏器及组织尤其是大脑供血不足而产生的一系列症状，如一过性晕厥、近似晕厥、头晕、黑矇等。长期的心动过缓也可引起全身性症状，如疲乏、运动耐量下降及慢性心力衰竭等。临床最常见的起搏适应证归纳在表 7.1.2 中。

表7.1.2　常见心脏起搏适应证

有症状	1. 显著的心动过缓
	2. 变时性功能不全
	3. 二度 I 型/二度 II 型房室传导阻滞
	4. 三度房室传导阻滞
	5. 必用药物所导致的心动过缓或心脏停搏
轻微症状	心率＜40 次/分
无症状	1. 心脏停搏＞3.0s
	2. 二度 II 型房室传导阻滞
	3. 三度房室传导阻滞

表 7.1.2 中有症状的心动过缓常见表现包括脑供血不足症状，如头晕眼花、眩晕、黑矇、晕厥、癫痫样抽搐等；周身供血不足症状，如疲乏、气短、活动耐量降低、胸闷、心悸等。变时性功能不全定义为人体运动时或在各种生理或病理因素的作用下，心率不能随着机体代谢需要的增加而增加，并达到一定程度。诊断标准为运动后的最高心率＜最大预测心率的 80%，其中，最大预测心率 =（220 - 年龄）次/分。疑似诊断标准为 24h 动态心电图提示最高心率＜100 次/分。表 7.1.2 中心脏停搏包括窦性停搏、窦房传导阻滞、心房颤动伴长 RR 间期。

7.1.2　心脏起搏器系统

人工心脏起搏器系统由脉冲发生器、电极导线和程控器三部分组成。本部分主要介绍植入式起搏系统的脉冲发生器（起搏器）的设计原理和功能实现。

　　心脏起搏器技术发展至今，已形成了按需发放起搏刺激的闭环自动起搏系统。系统通过感知自身心电调整起搏脉冲发放时间和起搏方式，由此发展出双腔起搏双腔感知 DDD 型起搏器、心脏再同步三腔起搏器（CRT）及兼备自动除颤复律和心脏再同步的三腔起搏器（CRT-D）；起搏系统通过感知生理、生化和物理参数变化自动调整起搏频率，由此发展出起搏频率符合人体代谢需求的频率自适应起搏器。随着起搏器自动化程度的提高、功能的日趋增加，起搏器的程控遥测的作用也更有价值，通过调取起搏器存储的信息，随访时可以优化起搏器参数设置，更可以通过遥测功能实现起搏器患者与医院起搏器中心的远程联络。

　　1. 起搏器电路原理　图 7.1.3 为双腔起搏器的电路原理图[1]。图中起搏器电路主要包括在系统主控单元统一控制下的脉冲输出电路、心电感知电路、射频通信电路及保护电路四大部分。

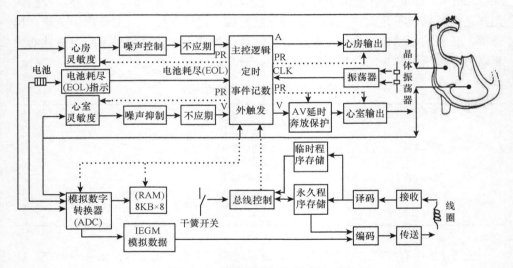

图 7.1.3　双腔起搏器的电路原理图

A，心房；V，心室；CLK，系统时钟；PR，腔内 P 波 R 波检测

　　（1）脉冲输出电路：图 7.1.3 中心房输出和心室输出模块为起搏器的脉冲输出电路，电路经起搏电极输出脉冲刺激指定心腔，使之起搏。起搏脉冲由脉冲产生电路发放，脉冲产生电路有恒流源脉冲发生器和恒压源脉冲发生器两种，目前起搏器多数采用恒压源脉冲发生器，即不论负载如何，耦合电容输出到电极端的电压维持恒定。脉冲发放的时间、幅度、宽度及周期由主控单元来控制。

　　起搏脉冲形成电路中，脉冲的幅度可以通过 D/A 转换器调节。由于一般起搏器电池的供电电压为 2.8V，因此，为满足起搏脉冲上限幅度 7.9V，脉冲输出电路还包括倍压电路。

　　（2）心电感知电路：起搏器通过起搏电极向心肌发放起搏脉冲刺激，同时起搏电极还兼备检测腔内心电信号的功能。根据腔内心电信号幅度和频率特性，起搏器心电感知电路一般包括前置放大电路、带通滤波放大电路和感知阈值比较电路。心房和心室的腔内心电信号经放大和滤波后，检测出自身心电的 P 波和 R 波，然后送到感知阈值比较电路，与预设的感知灵敏度阈值进行比较，如果有效，则向主控单元发放有效感知事件提醒，主控单元根据提示调整脉冲发放电路的起搏脉冲发放。图 7.1.3 中左侧心房、心室灵敏度模块及模拟数字转换器（ADC）为起搏器感知电路。通常感知电路中的阈值可以程控调节。

（3）射频通信电路：现代起搏器均可通过程控仪用无创的方法将预设参数传输到起搏器内，改变起搏器的参数设置，达到调整起搏方式、起搏参数设置的目的，称为起搏器的程序控制，简称程控。通过程控仪将植入体内的起搏器的硬件信息、各种参数、电池状态、心电信号及存储资料传输到程控仪的屏幕上，并打印出结果称为起搏器的遥测功能。

现代起搏系统中，程控仪和起搏器之间完成信息和数据传输一般采用射频波作为传输媒介的数据传输方式。射频波是一种环形的电磁场，发射和接收都通过天线实现。信息被编码成特殊的纠错脉冲序列，通过一对线圈以电磁方式传输。接收到的信号被解码、检错，然后传递到电路单元。图 7.1.4 所示为起搏器程控和遥测的原理图，图的左半部分是体外程控仪，图的右半部分是有关程控和遥测的起搏器内部电路，即图 7.1.3 中右下角部分的电路。

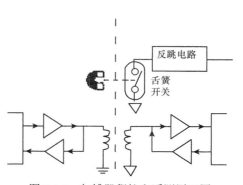

图 7.1.4　起搏器程控和遥测原理图

起搏器与程控仪之间的射频通信有两种模式。

1）起搏器通过线圈将信息发送给程控仪，需要消耗起搏器内部电池的能量，是一种主动传输模式，这会使得起搏器的使用寿命降低。

2）目前起搏器的诊断功能越来越完善，需要向体外传送的数据量越来越多，消耗的能量也越来越大。基于此，在新型起搏器中采用了射频场供电的负载调制数据传输方式[2]。负载调制的一个突出优点就是在调制信息的传输时，不需要消耗起搏器的能量，是一种被动传输模式。对于金属钛封装的起搏器，这一特点尤为突出。负载调制实现时，只要改变耦合磁场中的反射阻抗，就可以把体内的信息调制到体外天线的载波两端，而不再需要由植入部分为体内信息的传输提供能量。

（4）保护电路：为提高起搏器的安全性和可靠性，起搏器均设计有保护电路：①晶体振荡器停振保护功能，即在起搏器电路中设计有备用时钟，当主控电路晶体振荡器意外停振，可以启动备用。②奔放保护功能，即起搏器电路设计了具有独立时钟系统的奔放保护电路，奔放保护频率为200ppm（±10%）。③输出电路短路保护功能，如任一脉冲输出回路（心房或心室，单极或双极配置）正负极短接一段时间（一般为10min）再断开，电路应能正常工作。④强干扰转复功能，即当出现较强干扰时，起搏器将自动转换为固定模式起搏，以防止电磁干扰抑制起搏脉冲。⑤除颤保护电路可承受400J的除颤电击能量。⑥电磁兼容性。

2. 起搏器的输出参数　目前各大起搏器厂商对心脏起搏器系统的参数都有标注和说明，这里主要列出起搏器电路设计时比较重要的输出参数指标如下。

（1）起搏脉冲频率：30～180次/分。

（2）起搏脉冲幅度：0.1～8.1V。

（3）起搏脉冲宽度：0.1～1.8ms。

（4）不应期

1）单腔感知模式的心房不应期：150…（25）…500ms。

2）双腔感知模式的心室后心房不应期：150…（25）…500ms。

3）心室不应期：150…（25）…500ms。

不应期是人工心脏起搏时序设计中设置的一种时间间隔，在该时间间隔中起搏器特定通道感知到的自主心律事件不会重设起搏器的计时间期。在某一通道的感知或起搏事件发生后，起搏器将立即对该通道设置一个不应期。每一个不应期都由两段时间组成，第一段为空白期（blank period），第二段为非空白期（unblank period）。空白期和非空白期也被称为绝对不应期和相对不应期。空白期内，起搏器关闭感知功能。非空白期内，起搏器开启感知功能，自主心律事件将被感知，但不会直接影响起搏器的定时操作。设置不应期的目的是防止某些不适当的感知信号，如心肌组织的复极化波、逆传P波、远场信号或干扰等，触发起搏器的错误响应。

虽然不应期感知事件不会重设起搏器的计时间期，但对于起搏器电路的时序设计而言，这些事件会影响起搏器在强干扰环境中的行为和室性期前收缩（VES）响应特性等功能。因此，起搏器电路在运行过程中仍监测和记录这些事件。

对于双腔感知的工作模式，起搏器电路的设计不是直接程控心房不应期而是程控心室后心房不应期（PVARP）。双腔感知模式下总的心房不应期由房室延时加PVARP计算得出。这种设计的考虑是出于：一方面，程控PVARP能保证在心室事件后心房有基本的不应期时间，用以防止逆传P波产生的心动过速；另一方面，在心脏兴奋性提高、心率增加、房室延时减少时，总的心房不应期将缩短。这就扩大了房室跟踪范围，减小了产生2∶1阻滞的可能性，更符合生理需要。

在DDD模式下，心房不应期不仅开始于心房感知和心房起搏事件，而且也开始于VES，这是为了防止起搏器介导的心动过速。基于同样理由，在VDD模式下，心房不应期也开始于VES和非心房触发的心室起搏事件。

（5）感知灵敏度

1）心房感知灵敏度：0.1～5mV。

2）心室感知灵敏度：0.5～10mV。

3. 起搏器电路设计　目前研制起搏器电路的技术方案有两类，一类是过去研制起搏器电路采用的纯硬件逻辑设计和国外目前采用的客户定制带微处理器内核的 ASIC 电路设计方案；另一类是采用通用微处理器的分立元件数字化设计方案，该方案起搏器由西安交通大学医学部医学工程研究所金捷、黄诒焯团队研发设

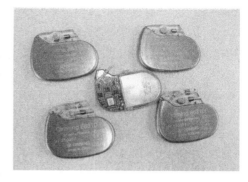

图 7.1.5　Qingming863 系列心脏起搏器

计电路，由秦明医疗仪器股份有限公司生产，系列单腔、双腔及频率自适应起搏器已获原国家食品药品监督管理总局生产许可证，并应用于临床，系列产品如图7.1.5 所示。该项研究 2007 年获国家科学技术部"863"立项资助，具有完全自主知识产权。

7.1.3　心脏起搏器植入技术

心脏起搏器植入分为临时性植入和永久性植入，临时起搏器植入可参照永久性起搏器植入的方法。

1. 起搏器植入时的设备和人员条件

（1）起搏器植入应尽量在无菌手术室进行。

（2）人员方面需要从事心血管介入治疗的专业队伍，必要时需要起搏器厂家的专业技术人员。

（3）药品和器械方面需要以下设备：①抢救设备，必须有性能良好的体外除颤器；②有关心肺复苏、抗心律失常的抢救药物；③监测设备，包括心电监护仪、C 臂 X 线机及多导生理记录仪；④起搏系统分析仪，具有起搏功能且参数可调，具有心房心室起搏和感知阈值测试、阻抗测试等功能；⑤相应麻醉药品。

2. 患者准备　术前常规检查中注意是否有血管畸形等可能影响起搏电极植入途径的因素；患者术前一般不用禁食；适时停用抗血小板、抗凝药物及抗心律失常药物（5 个半衰期）；改善心功能和全身基础情况（电解质、出凝血时间等）；常规备皮；留置软细胶管静脉输液通路；术前谈话并签署知情同意书。

3. 起搏器植入　目前绝大多数起搏器均采用心内膜导线电极，电极导线通过静脉插入预设的右心房心室。电极植入静脉时左、右侧静脉径路均可选，包括头静脉、锁骨下静脉、腋静脉及颈部静脉等，常用左侧锁骨下静脉或头静脉，如不成功，再选择颈内或颈外静脉植入。

电极导线经选定的静脉插入，在 X 线透视下，将其插入预定的心腔起搏位置，

固定并进行起搏功能检测。电极导线一般采用被动固定，也可采用主动固定。

　　起搏器一般均埋于电极导线植入静脉同侧的胸部筋膜下囊袋中。将电极导线与脉冲发生器相连，把多余的电极导线盘绕并压于起搏器下放入囊袋。用缝线通过起搏器上的缝合孔固定起搏器，以免日后起搏器发生下坠。

　　4. 起搏阈值测试　当起搏电极植入到位且固定良好，可描记腔内心电图，如出现典型腔内心电图表现，通常提示电极位置和起搏参数良好。

　　起搏阈值测试是起搏器植入术中非常重要、不容忽视的步骤，关系到术后能否正常起搏。测试内容包括起搏阈值和感知阈值两项，测试项目包括电压、电流、心肌阻抗、P 波和 R 波的振幅。测试使用起搏系统分析仪进行，将植入的电极导线与分析仪连接，脉冲宽度固定在 0.5～0.6ms（与将置入起搏器的脉冲宽度相同），以比自主心率高出 10～20 次/分的刺激频率进行测试。分析仪输出的起搏脉冲电压幅度逐渐升高或逐渐降低以确定能达到心室夺获的最小起搏脉冲电压值。目前通用的激素电极导线的起搏阈值一般在 1V 左右。用稍高于患者自身频率起搏，变动输出电压强度，测定起搏阈值。使用起搏系统分析仪测试的参数还有 P 波、R 波幅度和心肌阻抗，各测试参数范围如表 7.1.3 所示。

表7.1.3　起搏系统参数范围

	心房	心室
起搏阈值	≤1.5V	≤1.0V
感知阈值	P 波振幅≥2mV	R 波振幅≥5mV
阻抗	500～1000Ω	500～1000Ω

　　5. 起搏器术后处理及随访　起搏器术后囊袋处压沙袋 6～8h 止血。术后 24h 应予以心电监测，记录 12 导联心电图，确认起搏器起搏感知功能正常。观察血压等局部和全身反应。

　　起搏器术后应定期随访，短期随访包括观察伤口变化、监测起搏电极有无移位、了解患者对起搏的反应及起搏功能的测试。长期随访需要详细询问病史，进行起搏器相关体检、辅助检查及检查起搏器更换指征等。

7.1.4　频率自适应起搏的原理与应用

　　早期的心脏起搏器功能单一，起搏频率固定，与机体代谢需求相关性很差。固定频率的起搏器在患者活动量增加时并不能随运动改变起搏心率，普通起搏器只能起到心率支持作用，不能适应患者代谢的需要。心血管系统的功能是保证将氧传送到组织并将代谢产生的废物移除体外，由于病态窦房结综合征患者窦房结的变时性反应功能丧失，运动增加时不能达到这一目的。

　　随着先进技术的应用，起搏器具有了对心房和心室自主节律感知的功能，使起搏器能够感知患者自主的心房活动，并依此调整起搏频率。这是起搏器第一次将窦房结作为频率传感器而达到生理性起搏。然而，据估计，高达 50%需植入心脏起搏器的患者对运动和情绪刺激不能做出正常的心率反应，这种情况称为"变时功能不良"（chronotropic incompetence）。此外，间歇发作的房性快速性心律失常如心房扑动、心房颤动也可产生不适宜的心室反应，无法进行有益的频率调整。

　　针对这些问题，在 20 世纪 80 年代，基于传感器技术的频率自适应起搏器时得到发展，这种起搏器不是由心房决定心室频率，而是由传感器直接决定起搏频率。用于人工心脏起搏器中的传感器是一种换能器，它能感知代谢增高和运动时的副产物效应，即在某项物理、生理或者生化指标变化后产生一种信号，这一信号能被起搏器特制的电子线路所感知，通过一种特定算法，将这一信号转变为起搏频率。人体的代谢过程是一个复杂的过程，在新陈代谢过程中物质的变化与能量的转移是紧密联系的，这些代谢过程与血流动力学密不可分。心率的变化是影响机体代谢变化的重要因素，心率改变主要影响心排血量，增加心率可使心排血量成倍增长。频率自适应起搏器就是为了使起搏频率能够模拟正常人的心率变化，恢复人体在运动期间心率应有的动态变化，从而使血流动力学达到最佳化。

　　因此，通过调节起搏频率以适应人体代谢需求的频率适应性起搏器是起搏器发展史上的重大进展，它促进了生理性起搏的研究、应用和发展，大大改善了患者的生活质量。虽然尚无精确的数字，但是根据估计，植入起搏器的患者中高达70%的人植入了频率自适应起搏器。

　　频率自适应起搏器是由传感器感知人体活动后的一些体源性或心源性参数的变化，并把它转化成相应电信号，通过内置算法对传感器信号进行分析处理，从而有效地、适合机体代谢需求地实现起搏心率调控。理想的频率适应性起搏器应该具备下列条件：

　　（1）频率的增加或减少应该与代谢需要变化量相称。

　　（2）频率的增加或减少的速度应该与代谢需要同步。

　　（3）灵敏性高，能感知运动和非运动的生理需要。

　　（4）有足够的特异性，能区别躯体运动和体外振动。

　　（5）其他：如生物相容性好、易于调控、节能等。

　　目前研究发展出的适合频率自适应起搏器进行感知并调控起搏频率的生理和非生理参数主要有以下八种，同时也对应着八种传感器及相应的算法，以前三种最为常用。

　　（1）感知体动：由安装在起搏器外壳内的压电陶瓷晶体或加速度传感器感知人体运动时的机械运动。压电晶体传感器一般置于起搏器的机壳内面，面向胸肌。上肢摆动时，胸肌牵张压迫传感器，传感器把机械能转化成电信号输送到起搏器。它特异性较差，压迫胸部可使心跳不适当地增加。加速度传感器通过感知人体活动时传感器所在位置的加速度变化而产生信号。与压电传感器相比，它的特异性较好，抗干扰能力较强，尤其对压迫起搏器引起的干扰抵抗性强，与运动量的相称性也较好。

体动传感器的优点是频率适应速度快，活动后数秒内起搏频率增加；反应阈值和斜率都可程控以适应具体患者；不需特殊导线；几乎不增加起搏器电能消耗；长期稳定性好。因此，它在临床上运用最为广泛。但它较难达到高限频率，不能满足生理需要；与运动负荷和代谢变化相关性差，对人体情绪压力变化、发热等无反应；易受外界振动干扰，如下楼、骑马、颠簸、起搏器囊袋局部受压等都会使起搏频率不适当增加。另外，停止运动后起搏频率快速下降，不利于氧债的消除。

（2）感知每分通气量：每分通气量传感器的工作原理是人体呼吸时，胸腔充气量变化会使胸容积阻抗发生改变，且后者与潮气量正相关，据此，可以通过测量胸阻抗算出潮气量，再乘以呼吸频率得出每分通气量；由于每分通气量与心率呈正相关，可通过内置算法把每分通气量的变化转化成起搏心率变化，从而使起搏频率随着运动量的增加而增加。每分通气量传感器的近端环状电极不断发出微量电流，通过测量顶端电极与脉冲发生器之间的经胸阻抗测得潮气量和呼吸频率，从而计算出每分通气量。

每分通气量传感器的优点是起搏频率与运动代谢量相称；活动结束后心率缓慢下降，有利于人体氧债的补偿；无氧酵解、情绪激动和等长运动等情况下起搏频率会增加，符合生理活动特点；对外界振动的抗干扰性好。它的缺点是反应较慢，在人体活动一段时间后，其起搏频率才开始上升，不符合生理需求；有重度肺部疾病、心力衰竭者，因其每分通气量与胸阻抗相关性差，使其应用受限制；上肢的摆动会不适当地增加每分通气量传感器起搏频率；外界电磁器械可能引起干扰。有报道，植入每分通气量起搏器的患者在行电烙手术时、常规心电监护下、行常规心脏超声心动图检查时均可能发生起搏频率不适当增加。

（3）感知 QT 间期：人体活动增加时，血儿茶酚胺浓度上升，QT 间期缩短，因此，QT 间期可以作为反应活动量和代谢变化的指标。根据一定的算法，可以把 QT 间期的缩短转化成起搏心率的增加。

QT 间期传感器的优点是其驱动的起搏频率与运动代谢量相称性很好，在紧张、焦虑等情绪影响下起搏频率亦可增加，符合生理。但其易受 QT 间期药物的影响；有感知不足的问题（约 26%）；和每分通气量传感器一样，对活动的反应速度较慢；由于它采用闭环系统工作原理，QT 间期缩短可引起心率加快，心率的加快进一步使 QT 间期缩短，形成正反馈，在运动停止时，起搏频率仍在上升。因此，它一般不单独使用，而运用于组合传感器中。

（4）感知中心静脉血温度：温度传感器位于电极上。

（5）感知右室 dP/dt：传感器为位于起搏电极前部的压电陶瓷晶体上，可感知平均动脉压。

（6）感知射血前间期心室等容收缩的时间。

（7）感知心室除极斜面：当心室起搏脉冲夺获心室，随即产生一个起搏的 QRS 波。起搏 QRS 波的向量积分称为心室除极斜面。

（8）感知中心静脉血氧饱和度：传感器位于起搏电极前部，距离刺激电极头 3cm，可感知右心室血氧饱和度调控起搏频率。

近年来出现的组合传感器，是频率适应性起搏器发展史上的重大进展。一般将反映机体运动量的参数和反映机体非运动生理活动的参数组合起来作为起搏器频率调控参数。常用的主要有两种：体动+每分通气量组合传感器，体动+ QT 间期组合传感器。它采用一定算法把两种传感器的感知信号整合，取长补短，吸收体动传感器反应快的特点，同时兼顾 QT 间期传感器或每分通气量传感器与运动代谢量相关性好的特点，使起搏频率曲线更符合生理。组合传感器普遍采用的算法有叠加法、融合法和交叉核对法三种，这些算法的采用增加了传感器反应的特异性和抗干扰性，起搏频率与代谢需求及符合程度明显优于单一传感器。但是，传感器参数之间的交叉核对会使起搏器参数设置复杂化，而交叉核对算法的优化也是这类起搏器频率适应功能不断完善的关键问题。

频率自适应起搏算法是指传感器感知的不同体源性或心源性感知参数与起搏心率之间不同的函数关系，可简单分为单传感器算法和组合传感器算法。单传感器算法在特异性和适应人体生理需求及日常生活需求方面存在很多缺陷，组合传感器算法在这些方面有很大的改善。使用双传感器的频率自适应起搏器在处理两个传感器感知参数时采用三种不同的方法：

（1）叠加法（overdrive）：取两个传感器中感知频率快的频率值作为起搏心率。

（2）融合法（weighted average）：取两个传感器的驱动频率按一定比例融合为组合传感器的频率。

（3）交叉核对法（cross-checking）：一个传感器产生的频率反应需另一个传感器的核对，以获得特异性更高的频率反应的算法。例如，QT 间期传感器和体动双感知频率适应性起搏器是采用融合法和单向交叉核对作为传感器组合的基本算法。运动开始时，体动传感器先启动，可使起搏心率较快地增加；通过交叉核对程序，在活动一段时间后，QT 间期传感器起主导作用，使频率适应性反应与人体的代谢有较好的相关性，活动结束后，起搏频率缓慢下降，与正常窦房结反应相似；由于使用了交叉核对法，增加了传感器的特异性，避免或减少了单一传感器导致的起搏频率不恰当加速。

与上文提到的频率自适应起搏算法不同的是 BIOTRONIK 公司于 1998 年推出的闭环刺激频率自适应起搏器 Inos^2 CLS 中所采用的算法，该算法中传感器的感知信号为右心室电极附近的心肌阻抗。在心脏收缩及舒张过程中，由于心肌收缩力的改变，心肌组织与灌注血液的比值发生变化，使固定部位的心肌阻抗也随之改变。起搏器感知右心室电极周围心肌（约 $1cm^3$）在收缩时相心室内电导曲线最大斜率部位的阻抗差值，计算得到心室变力性参数（VIP）值，反映了心肌此时的收缩力和交感神经张力，通过程序处理起搏器就可提供相应的起搏频率。

在起搏器心率控制模式方面，目前多数频率适应起搏器可通过传感器的自我学习能力，达到程控自动化，不需人工再调控。基本方法大致相同，均利用起搏器的存储功能存储患者一定时间内（通常是一周）的日常生活心率直方图，通过与目标心率直方图比较，如果两者相近，则不调整起搏频率；如果传感器记录到的实际频率与目标心率相差较大，起搏器自动调整参数改变起搏频率，使频率适应达到目标状态。另外还可采用分层处理方法，对日常活动时频率范围及运动时频率范围能够自动独立的调节及程控，分别产生各自的频率反应曲线。其目的是使起搏频率更加生理性，满足不同代谢条件下患者的最佳需求。

7.1.5　心脏再同步治疗

慢性充血性心力衰竭是一种原因复杂、致残致死率很高的心脏收缩、舒张功能异常疾病。目前心力衰竭的药物治疗已经有了很大进展，但心力衰竭患者的发病率和死亡率仍然居高不下。临床研究证实，对于药物治疗无效并伴有左室收缩不同步的重度心力衰竭患者，心脏再同步治疗（cardiac resynchronization therapy，CRT）可以改善心功能，并可减少由进行性心力衰竭导致的死亡。同时，对于心源性猝死，植入式心律转复除颤器（implantable cardioverter defibrillator，ICD）已经被证明是最有效的预防方法，因此，同时具有心脏再同步功能和除颤功能的心脏再同步治疗除颤器（cardiac resynchronization therapy-defibrillator，CRT-D）已应用于临床，如图 7.1.6 所示。

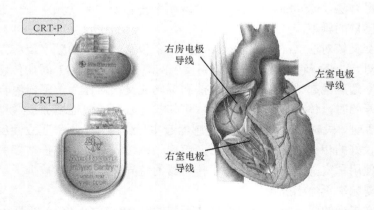

图 7.1.6　心脏再同步治疗除颤器的植入

CRT-P，心脏再同步治疗起搏器；CRT-D，具有心脏再同步功能和除颤功能的心脏再同步治疗除颤器心脏再同步治疗在传统的双腔起搏的基础上增加了左心室起搏，也被称为三腔起搏。通过左、右心室电极起搏，CRT 可以协调左右心室间和左心室内的收缩，使得失去同步的左右心室恢复同步收缩，即所谓"再同步化"，左右心室再同步化收缩可以改善左心室收缩功能，提高左心室射血分数，同时并不增加心肌耗氧量。CRT 还可以通过调整房室间期，增加舒张期充盈时间，优化左心室充盈，减少二尖瓣反流。长期 CRT 还可以逆转左室重构，降低神经激素水平和改善心率变异，从而改善心功能。左心室起搏电极经右心房的冠状静脉窦开口，进入冠状静脉左心室后壁侧壁支起搏左心室，减少二尖瓣反流。

与普通的双腔起搏器相比，CRT 的植入技术操作难度更大，关键难点在左心室电极的植入。CRT 电极植入时，右心房、右心室起搏电极植入与普通起搏器相同，左心室起搏电极经右心房的冠状静脉窦开口，进入冠状静脉左心室后壁侧壁支起搏左心室。左心室电极植入前需进行心脏冠状静脉造影，了解血管分支走行，选择合适的靶静脉，然后经冠状静脉窦将左心室电极植入静脉分支，进行左心室起搏阈值等测试，最后再将右心房、右心室电极导线植入，分别测试右心房、右心室及双心室起搏阈值。测试满意后，将电极导线与脉冲发生器相连，然后将其埋置在患者左胸前皮下囊袋内。对于冠状静脉植入左心室电极失败的患者，可以采用外科微创左心室外膜起搏或者穿房间隔左心室内膜起搏。

植入 CRT 的患者，术后必须定期随访，以了解起搏器的工作状态，必要时需调整 CRT 参数和优化药物治疗。不同于普通起搏器患者的随访，CRT 患者需要随访两个方面。一方面需要评价患者的状况，应进行详细的病史询问和体格检查，尤其注意有无反映心排血量减少的症状和体征；另一方面，通过检查起搏器以得知心律失常事件、心室起搏的比例、活动耐量等参数，同时进行起搏、感知阈值和阻抗的测定，及时优化房室间期，调整感知灵敏度和起搏输出能量。

7.2　植入式心律转复除颤器治疗

心源性猝死定义为由于心脏原因引起的不能预测的自然死亡，通常死亡时间为瞬间或 24h 内。在普通人群中，每年心源性猝死的发病率为 0.1%～0.2%，全球每年大约有 900 万人罹难。心源性猝死病因中恶性心律失常为其主要原因，约占心源性猝死的 87%，而只有 2%～15% 的院外猝死者有机会送到医院进行急救。心源性猝死是目前世界上尚未解决的医学难题，各种抗心律失常措施均有一定的疗效，其中植入式心律转复除颤器（ICD）是除药物和射频消融以外治疗恶性心律失常的重要手段。

心脏电复律和电除颤治疗是在严重快速心律失常时，将一定强度的电流作用于心脏使全部或大部分心肌细胞在瞬间除极，使心脏自律性最高的起搏点（通常是窦房结）重新主导心脏节律的治疗过程，即通过电击的方式将异常心脏节律转复为正常窦性节律。

植入式除颤器于 1980 年第一次被应用于临床时，仅有高能量除颤功能，且体积大，结构复杂，需要外科医生开胸将除颤电极缝在心脏外膜，并将脉冲发生器植于腹部。由于技术不成熟，安全性和可靠性较差，大大限制了 ICD 的推广和应用。1986 年，第二代 ICD 问世，它增设了 R 波同步功能和低能量转复室性心动过速功能，并简化了结构。除颤电极导线可经静脉途径植入心腔，避免了开胸，但由于脉冲发生器体积仍然较大，还需要将其植入腹部。1994 年，第三代 ICD 取得了较大的突破，完全实现了单电极导线经皮静脉穿刺植入。脉冲发生器体积缩小到可植入胸前，避免了开胸的较大创伤。功能方面，除了高能量除颤，还增加了抗心动过缓起搏、抗心动过速起搏、低能量复律等一系列功能，形成了 ICD 的分层治疗体系。近年来，又出现了双腔 ICD、三腔 ICD、抗心房颤动 ICD 和可以监测血流动力学状态的 ICD，使其发展达到空前水平。

虽然现代 ICD 的体积较小，但其结构比较复杂，主要由自动感知和识别系统、自动起搏除颤系统、心内膜电极系统、电极导线、存储系统和电池构成。如图 7.2.1 所示，自动感知识别系统和自动起搏除颤系统是整个 ICD 系统的核心部分。

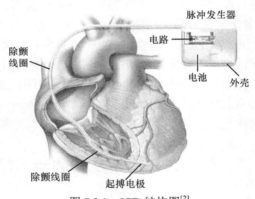

图 7.2.1 ICD 结构图[2]

ICD 经过 30 余年的发展，功能方面也得到了较大的完善和发展。现代 ICD 的主要功能如下[1, 3]：

（1）心律失常自动识别与诊断：ICD 可以利用该功能检测所发生的心律失常事件，并通过向心脏释放体内电击，预防心源性猝死。因此，是否能对各种心律失常正确识别，决定了 ICD 是否能够及时、准确无误地发放各种治疗，同时也决定了 ICD 的性能。

（2）抗心动过速起搏：ICD 系统在识别出室性心动过速（ventricular tachycardia, VT）后，可以通过抗心动过速起搏功能来终止。

（3）低能量复律：如果通过抗心动过速起搏后 VT 加速恶化为心室颤动（ventricular fibrillation，VF），则可以通过低能量复律功能，实现心律的转复。

（4）高能量除颤：如果 ICD 确认发生了 VF，可以通过高能量除颤功能，连续释放 1～6 个高能量除颤脉冲，实现心律转复。

（5）心动过缓心脏起搏：心跳缓慢的患者也可以运用 ICD 中的抗心动过缓起搏功能恢复正常心律。

（6）信息储存记忆：ICD 还可以将心律失常发作及治疗过程的信息储存起来，帮助临床诊断和治疗，并及时调整 ICD 的参数。

7.2.1　ICD 对心律失常的识别与治疗

能否精确检测并正确识别出各种室性心律失常，直接影响 ICD 是否能够及时、准确无误地发放电击，同时也决定了 ICD 的性能。经过 30 余年的发展，ICD 已能够综合运用多种腔内心电图检测算法，用于 VT/VF 的检测和诊断，性能也有了很大的提高。ICD 中用于识别与诊断心律失常的系统也经历了从单一的心率检测判据到多种检测判据综合应用的发展。多数 ICD 生产商也对检测算法进行了优化和改进，使得检测的准确率得到了很大的提高。例如，Biotronik 采用 SMART 算法，ELA 采用 PARAD+算法，Medtronic 采用 PR-Logic 算法等[4]。

目前常见的诊断判据主要包含两个方面。

第一方面是基于单腔信息的诊断判据。

（1）心率（rate）：所有的 ICD 都把平均心率作为诊断心动过速的首要判据。当发生显著的心动过速时，ICD 为了发放治疗，首先必须进行心率检测，其基础是心率的逐拍分析。根据心率阈值（rate threshold）上的差别，实现 ICD 的分层或者分"区域"检测。现代 ICD 中至少划分为三个检测区域，一个单独的"VF 区域"和两个"VT 区域"，可以通过对 RR 间期的检测来确定心律失常的区域。但是用心率判别时，在窦性心动过速（sinus tachycardia，ST）或者心房颤动（atrial fibrillation，AF）与 VT 相重叠的心率范围内，经常引起误判事件的发生，并导致不适当的治疗。

（2）突发性（sudden onset）[5-7]：突发性判据通过逐个节拍地检测 RR 间期的改变来实现。在 VT 心率区域范围内，如果连续 RR 间期缩短的值超过了预先设定的阈值，则判定为 VT。突发性算法主要用来避免室上性心动过速（supraventricular tachycardia，SVT）进入 VT 心率区域范围内所引发的不适当治疗。因此，在 VT 区域内渐变的 RR 间期，如 ST 不满足突发性的条件，将会被诊断为 SVT 而不进行治疗。该算法的主要局限是对在运动过程中潜在 VT 的漏判，或者缺乏对意外事件的判断。

（3）腔内心电图的形状（EGM morphology）：由于 SVT 的腔内心电图与窦性心律下的腔内心电图形状相似，而 VT 的形状则与窦性心律的形状差别较大，因此可以把设定好的、窦性心律模板的波形与要检测的波形进行对比，如果相似度较高则判断为 SVT，否则为 VT。这一指标的应用进一步增加了 ICD 诊断 VT 的特异性。

（4）稳定性（stability）[8-12]：稳定性判据主要用来识别发生 AF 的片段。因为相对于单一性的 VT，VF 引发心室节律的 RR 间期有较大的变化，可以通过 RR 间期的变化来检测心律的稳定性。稳定性判据对于在慢速的心率条件下的 AF 识别具有很强的特异性，但是，在快速心率条件下从 VT 中准确识别 AF 则较为困难。

（5）心率持续时间（sustained rate duration）[13]：尽管节律判别方法增加了对 VT 判别的特异性，并降低了不适当电击事件的发生，但却降低了对 VT 的敏感性，漏判和对 VT 的错误治疗仍然可能发生。为此，在可编程系统中设计了一个心率持续时间的安全指标。如果在 VT 区域内，心率持续时间超过了其设定的阈值，则判断为 VT，并发放治疗。心率持续时间可用于弥补以上的节律判别方法所引发的敏感度降低的缺陷。

（6）心房事件数量、心率、稳定性（atrial count，rate and stability）[14]：双腔设备可以依照分析心室率的方法来分析心房率。但是，由于大部分设备（美敦力的双腔产品除外）在感知了心室事件后都存在一个心房感知的空白期，该空白期可能会引起感知遗漏，从而引起心房事件的缺失；相反，心房远端区域的感知可能会引起心房事件的过度感知。实际应用中需要衡量这些风险，因此，只有在设备具有心房治疗功能的时候，才会采用心房事件的数量、心率及稳定性等检查判据。

（7）QRS 波宽度（QRS-wave width）[15]：腔内心电图宽度是鉴别 VT 与 SVT 的另一个指标，其机制为 VT 绝大多数 QRS 波是宽的，而 SVT 如心房扑动、AF、ST、房性心动过速等 QRS 波绝大多数是窄的，因此，ICD 自动根据腔内心电图的宽度来识别心动过速是 VT 还是 SVT。

（8）QRS 波形状（QRS-wave morphology）[16-18]：由于 SVT 的腔内心电图与窦性心律（sinus rhythm，SR）下的腔内心电图形状相似，而 VT 的形状则与窦性心律的形状差别较大，因此，可以把设定好的窦性心律模板的波形与要检测的波形进行对比，如果相似度较高则判断为 SVT，否则为 VT。这一指标的应用进一步增加了 ICD 诊断 VT 的特异性。

Linet 等对 VT 的形态学进行了研究，并提出了三种形态学分类方法：波形相关性分析、波形幅度分布分析和波形频谱分析。其中"波形相关性分析法"为以后利用 R 波形状进行检测奠定了良好的基础，促进了波形检测方法的快速发展。

第二方面是基于房室关系的诊断判据。

（1）房室源点（chamber of origin）[19-21]：该检测判据用于心动过速中房室关系为 1：1 的情况下，通过第一个心动过速点的房室间期来定位该心室事件来源于心房还是室性期前收缩。如果诊断确定为室性期前收缩，则抑制电治疗的发放。该检测判据依据单腔或者双腔的信息，因此容易受到心房感知遗漏事件的影响。

（2）房/室心率事件计数（A：V events or rate counting）[22]：该方法在理论上是非常有效的识别算法。有文献表明[23-25]，当心室率事件超过心房率事件时，95%的情况下可以判定为 VT。但该检测判据不适用于房室关系为 1：1 的情况，特别是在房室均出现心律失常的情况下（如 AF & VT），容易引起假阴性的出现。因为在发生 AF 的时候，心房信号的幅度较小，容易引起感知遗漏，或者由于设备的不应期而造成感知空白，从而导致把 VT 诊断为 SVT 的情况发生。另外，在 VT 发生期间，由于房室远区域的感知，会引起心房事件的过度感知，影响该检测判据的准确性，造成电治疗抑制。

（3）房室（AV）传导关系（atrioventricular association，AV association）[26]：AV 传导关系是通过比较心内不同刺激位置的传导情况，来寻找心动过速的起源点。通过比较 AV 传导关系的时间，可以区分心动过速是来自心房还是独立的 VT。Medtronic 的 PR-Logic 算法采用了一种相似、特殊的算法来判断 AV 传导关系。AV 传导关系对所有心动过速都有一个可靠的诊断判据，尤其是针对传导关系非 1：1 的 PR 或者 RP 的情况。但是，在心动过速发生的过程中 PR 或者 RP 间期及 AV 或者 VA 传导阻滞程度会发生改变，同时远区域的 R 波感知也会引起 1：1 的 AV 传导关系的错误诊断。

（4）主动刺激（active stimulation）[27]：在房室传导比例为 1：1 的心动过速中，通过房性期前收缩末期刺激的响应顺序可以把心动过速同房性心动过速及 ST 区分开来。该方法容易失效，并会引起心动过速期间响应序列的改变，从而引发误诊，因而在现代起搏器中应用较少（仅在 Biotronik 的 Enhanced-SMART 算法中被采用过）。

针对以上两类 ICD 的诊断判据，研究机构进行了相关实验分析[28, 29]。结果表明每种指标都有优点和缺点。例如，单腔信息判据的方法简单，计算量小，对设备的要求较低，但是准确性较差，尤其在诊断 SVT 和 VT 时极易发生错误诊断。双腔信息判据，对设备要求高，计算复杂，但准确度较高。表 7.2.1 对各种检测判据的优缺点进行了对比。

表7.2.1　不同判据的优点和缺点比较[4]

检测判据	优点	在起搏/感知中的缺点
单腔信息判据		
稳定性	VT 中识别 AF	较难区别单形性 SVT 与 VT，容易产生假阴性（尤其是在不稳定的 VT 时）
突发性	VT 中识别 ST	较难区别 SVT 与 VT
R 波形状	区别 VT 与 SVT/ST	在束支传导阻滞（BBB）时或者身体运动时较难判定

检测判据	优点	在起搏/感知中的缺点
双腔信息判据		
心房稳定性	区别 AF 与单形性 SVT	容易发生过度感知或者是漏感知的情况
心房率/心室率	区别 SVT 与房室分离型 VT	对 1∶1 的心动过速中识别困难，在双腔心动过速发生时容易发生过度感知或者漏感知的情况
房室源点	1∶1 条件下区别 SVT 与 VT	容易产生过度感知或者漏感知的情况
房室传导关系	区别 SVT/ST 与房室分离型 VT	对 1∶1 的心动过速中识别困难，在双腔心动过速发生时容易发生过度感知或者漏感知的情况
心室期前主动刺激	区别 1∶1 的 SVT/ST 与 VT	容易产生无心室波获取的情况

通过以上介绍可见，每种检测判据都有其优缺点。为了提高 ICD 中的自动识别与诊断的准确率，ICD 生产商大多综合采用以上多个判据来设计算法，实现腔内心电图的检测和识别。表 7.2.2 给出了 ICD 生产商所采用算法的具体情况。

表7.2.2　双腔除颤器采用的算法[4]

生产商（算法）分类	Biotronik（SMART）	ELA Medical（PARAD+）	Guidant（Rhythm ID）	Medtronic（PR-Logic）	St Jude（MD+A/V）
单腔信息判据					
稳定性	+	+	+	+	+
突发性	+	+		+	+
R 波形状			+		+
双腔信息判据					
房/室心率事件	+		+		
房室源点		+			
房室传导关系	+	+			
房室模式				+	
心室期前刺激	+				

如图 7.2.2 所示，在 Biotronik 的改进型 SMART 算法中，首先比较心房和心室的周期长度[30]。如果心室周期长度比心房周期长度短，则判定为 VT。如果心室周期长度较长，心室的稳定性和 A∶V 的比例分析可以区别出 AF（不稳定）、心房扑动（稳定，A∶V 的传导比例为 N∶1）及 VT（稳定，A∶V 的传导比例不为 N∶1）。如果心房心室的间期是相同的，SMART 算法分析心室节律的稳定性为如果 RR 间期是稳定的，但是 PP 间期不稳定，则判定为 VT；如果 PP 间期是稳定的，则进行 AV 传导关系稳定性的判定；如果存在 1∶1 的稳定传导关系则实

施主动的心室期前刺激，根据响应序列来确定该心动过速的起源点；如果心动过速来自心房，则 PP 间期保持稳定电击治疗被抑制，否则，如果同时满足实发性判据就进行相应的 VT 电击治疗。

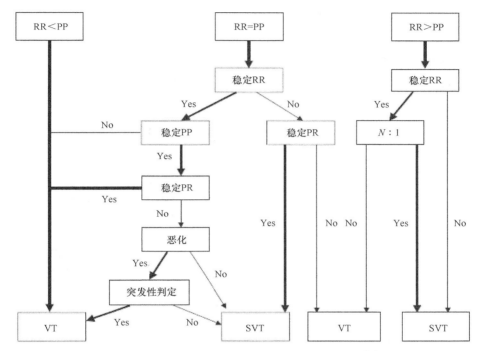

图 7.2.2　Biotronik 的改进型 SMART 算法流程图[31]

　　如图 7.2.3 所示，对于 ELA 的 PARAD+算法，如果大多数的 RR 间期被判定在 VT 的区域内，应首先对心室的稳定性进行分析，在 RR 间期的直方图中找到稳定性的峰值点。如果节律是不稳定的，则判定为 AF，同时电击治疗被抑制；如果节律是稳定的，并通过比较 RR 间期和 PR 间期的直方图中的峰值点的幅度确定 AV 传导关系分离，则判定为 VT。其中，如果在激活长周期查找功能后找到了一个心室的长周期，则电击治疗被抑制。如果 PR 的逻辑关系满足 $N:1$ 的条件，则该节律被判定为 SVT。在出现 PR 的逻辑关系为 $1:1$ 的情况时，启动突发性检测功能。如果心率是逐渐加速的，则判定为 ST。如果心率加速超过突发性阈值，PARAD 进行突发性源点判定，如果突发性源点来自心房，则电击治疗被抑制。

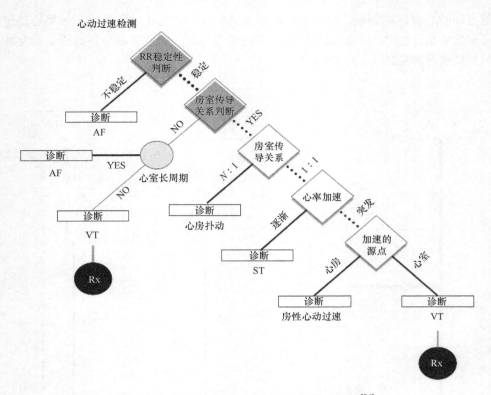

图 7.2.3　　ELA Medical 的 PARAD+算法流程图[26]

在 Guidant Inc. ，St Paul，MN 的型号为 Ventak AV 的双腔除颤设备中，首先采用了心房监测（atrial view）的算法，其中主要增加了心房的稳定性、突发性等检测判据。只要检测到快速的节律，该算法就会对心房率和心室率进行分析。如果心室率明显快于心房率，则诊断为 VT；反之，则加入增强型判据。如果心房率高于 AF 设定的心率阈值，同时 RR 间期不稳定，则此时的节律判定为 SVT；如果心房率低于 AF 设定的心率阈值，且没有监测到突发性事件，则电击治疗被抑制。另外，Guidant 的双腔除颤器新增加了"传导时间关联功能"（vector timing and correlation，VTC）。该功能是一种新的 EGM 图形检测判据，该判据在最新的生命支持设备中的节律监测算法中得到应用。如图 7.2.4 所示，VTC 主要用于心房率超过心室率的情况。通过对每个 EGM 的 8 个主要检测点进行分析，如果 QRS 波形和预先保存的窦性心律的波形相匹配，则电击治疗被抑制。另外，如果心房率小于 200 次/分，或者心室间期的变化小于 20ms，则发放电击治疗。

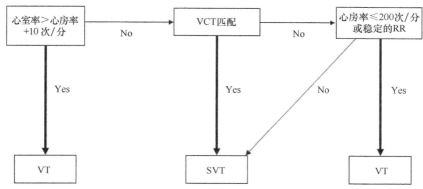

图 7.2.4　Guidant 节律识别算法[32]

St Jude 的形态学识别准则（morphology discrimination，MD）通过将心房率/心室率节律检测树和形态学识别准则相结合，可以检测心房率和心室率之间的关系，并把它们分为了心室率＜心房率、心室率＞心房率和心室率＝心房率三种类型。如图 7.2.5 所示，当心室率＜心房率的时候，采用形态学识别准则和间期稳定性指标来进行检测；当心室率＝心房率时，采用形态学识别准则和突发性指标进行检测；如果心室率＞心房率时，则可直接判定为 VT，系统自动实施电击治疗方案。

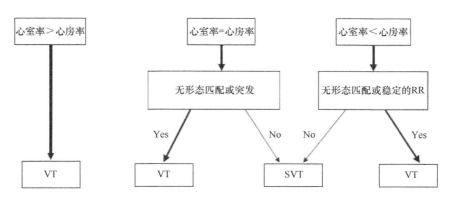

图 7.2.5　St Jude 心房率/心室率+图形识别算法[33]

为了克服先前的形态学检测算法的缺点，最新的算法中加入了窦性心律下模板的实时自动更新功能，有效提高了形态学检测算法的准确性。

Medtronic 的 PR-Logic[34]算法在每一个心动过速事件发生时，都对先前的两个 PR 间期进行分析。由于在半个 RR 间期内被检测到的心房事件的数量可以为 0个、1 个或是多个，因此，可以根据心房事件在心室间期中的位置定义一个模板，该模板中对每一个相应的心室事件进行了定义和分类，然后利用该模板对心动过速片段进行编码和识别，从而获取心律失常的类型。

不同算法导致的临床试验结果有所不同。研究表明，不同 ICD 中腔内心电检测算法之间的准确率差异较大，并且在大样本（病例样本大于 300）的条件下算法的特异性明显较低（最低为 66.7%）。为了提高检测算法的准确率，减少错误电击，还需进一步的研究以提高 ICD 的性能。

7.2.2 ICD 植入技术

早期的 ICD 在开胸直视手术下将除颤电极缝合在心外膜上，创伤大，患者接受度较低。目前广泛应用的是经静脉式除颤电极，创伤减小，并发症和死亡率明显下降，植入的患者也越来越多。

（1）ICD 植入时的设备和人员条件：ICD 的植入必须在无菌手术室进行。人员方面需要从事心血管介入治疗的专业队伍，必要时需要 ICD 厂家专业技术人员。药品和器械方面需要的设备包括：①抢救设备，必须有性能良好的体外除颤器。②有关心肺复苏、抗心律失常的抢救药物。③监测设备，包括心电图机，可监测血氧饱和度、心电、血压等参数的多导生理记录仪。④体外除颤分析仪，具备 ICD 功能且参数可调，可进行电生理检查，并能诱发室性心动过速或心室颤动，测试除颤阈值。⑤起搏系统分析仪，具有起搏功能（且参数可调）及起搏阈值测试等功能。⑥麻醉机及相应药品。

（2）ICD 植入手术麻醉：ICD 植入时的麻醉与安装心脏起搏器时有所不同，除了需要在囊袋部位局部麻醉外，还需要适当的静脉麻醉。术前可给予少量镇痛剂，当诱发室性心动过速或心室颤动、进行除颤阈值测定时，应给予静脉麻醉，使患者处于昏睡状态。

（3）患者准备：向患者及家属详细介绍 ICD 适应证；术前、术中和术后可能出现的并发症；ICD 治疗与基础心脏病的关系；术后对基础心脏病相应治疗及抗心律失常药物治疗的重要性；患者术前 4h 禁食；适时停用抗血小板、抗凝药物及抗心律失常药物（5 个半衰期）；改善心功能和全身基础情况（电解质、出凝血时间等）；常规备皮；留置软细胶管静脉输液通路；术前谈话并签署知情同意书。

（4）ICD 植入：ICD 导线电极植入静脉时左、右侧静脉径路均可选，包括头静脉、锁骨下静脉、腋静脉及颈部静脉等，常用左侧锁骨下静脉或头静脉。植入的方法与普通的右心室起搏电极植入相同，其静脉选择、电极导线固定及皮下囊袋制作也与起搏器相同。

（5）除颤阈值（defibrillation threshold，DFT）测试：DFT 是能将室性心动过速或心室颤动转为窦性心律的最小能量，阈值测试是 ICD 植入的重要环节，关系到植入后能否正确识别室性心动过速或心室颤动，并及时予以心率转复、除颤和起搏。临床上一般测得的 DFT 比真正值要高，以保证有效的除颤复律。

根据患者的病情 DFT 测试可做 1 次或 2 次。目前临床上诱发室性心动过速或心室颤动的方法根据不同厂家的 ICD 常用四种方法，即 T 波电击（T wave shock）、直流电（DC）诱发、短阵（或猝发性）快速心室刺激和程序电刺激。T 波电击方法简单、省时，诱发成功率较高，不良反应少；直流电诱发成功率高，诱发时间短暂，但低血压的发生率高。

ICD 具有起搏功能，常规起搏阈值和感知阈值测试与起搏器植入时相同，使用起搏系统分析仪测试起搏阈值和感知阈值。对于 ICD 而言，感知阈值更为重要，因为在发生室性心动过速或心室颤动时 QRS 波幅较低，如果不能有效感知到 R 波则不能除颤复律。

（6）术后处理及随访：ICD 术后囊袋处理等方法与起搏器术后处理方法相同。术后 24h 应予以心电监测，并于术后第 2 天进行起搏阈值测试。根据各项参数的变化情况，判断电极定位是否良好。一旦 ICD 放电，及时观察 ICD 工作情况，并根据室性心动过速或心室颤动的发作和终止情况，进行相应参数调整。

ICD 术后必须定期随访，特别是 ICD 放电后应紧急随访。ICD 术后除治疗基础心脏病和改善心功能外，还要重视抗心律失常药物的应用，以减少 ICD 的放电，并延长 ICD 使用期限。

7.3 导管消融治疗心律失常

心脏射频消融术（catheterradiofrequency ablation），也称作导管消融，是将电极导管经静脉或动脉血管送入心腔特定部位，释放射频电流而使局部心内膜及心内膜下心肌凝固性坏死，达到阻断快速性心律失常异常传导束和起源点的介入性技术。经导管向心腔内导入的射频电流损伤为 1～3mm，不会造成机体损害。射频消融术目前已经成为根治阵发性心动过速最有效的方法。基本设备包括 X 线机、射频消融仪及心内电生理检查仪器[35]。

目前射频消融术的适应证可分为八大类。

（1）房室结折返性心动过速。

（2）房室折返性心动过速：房室间存在着先天性"旁路"，导管射频将旁路"切断"，消除心动过速。这些旁路消融包括左侧游离壁旁道射频消融、右侧游离壁旁道射频消融、后间隔旁道射频消融、前间隔和中间隔旁道射频消融、特殊旁道射频消融。

（3）房性心动过速。

（4）心房扑动。

（5）心房颤动。

（6）特发性室性心动过速：室性心动过速可进行的导管消融有左心室特发性室性心动过速射频消融、右心室特发性室性心动过速射频消融、器质性心脏病室性心动过速射频消融。导管射频消融可以根治室性心动过速而不能根治心脏病，消融不成功或室性心动过速发作有生命危险时，需植入 ICD 预防猝死。

（7）室性期前收缩（室性早搏）。

（8）不适当窦性心动过速。

7.3.1　电生理标测方法

通过血管进行的射频消融手术需要将导管精确放置在心律失常传导环路的靶点，释放射频能量产生阻断作用，以切断心律失常的环路，或者损毁心律失常触发中心。心脏电生理标测方法（electrophysiological mapping method）通过记录体表或者腔内心电图，以实现局部心电图和心脏解剖的关联，从而确定射频消融的靶点。传统的标测方法包括体表心电图标测、腔内心电图标测、激动顺序标测、起搏标测、拖带标测等。

（1）体表心电图标测：对于房室旁路、房性心动过速及室性心动过速靶点对应体表心电图 P 波和 QRS 波群形态变化已有较多的临床经验：①显性房室旁路者可以通过体表心电图不同导联的 δ 波的方向定位旁路的位置；②根据 P 波的方向和形态特征可以确定房性心动过速的起源；③根据体表心电图 R 波形态可以确定室性心动过速起源，定位特发性室性心动过速；④典型的心房扑动可以通过不同体表心电图导联上 F 波形图确定。

（2）腔内心电图标测：有单极和双极两种记录方式，单极是消融导管记录电极与参考电极距离比较远，参考电极置于下腔静脉或者 Wilson 中心电端；双极腔内心电图是采用与射频导管记录电极和相邻的近端电极记录。单极记录较易受到远场干扰，双极记录可减少干扰，标测时两种记录方式可同时采用、互相弥补。

窦性心律时，腔内心电图标测心内特殊部位的 QRS 波碎裂可以定位消融靶点，诱发室性心动过速后，碎裂电位可能消失也可能出现在室性心动过速的舒张期，形成舒张期电位。舒张期电位是室性心动过速定位的重要指标。

（3）激动顺序标测：是通过双极导管多部位连续记录、多导管同时记录心腔内电活动，互相比较确定心脏各个部位的电激动顺序，最早激动的部位一般代表激动的起源，而折返性心动过速的折返激动环顺序也可以标测得到。激动顺序标测能够确定心律失常机制、消融靶点及消融后效果，是确定房性心动过速、室性期前收缩和室性心动过速起源最传统的方法之一。

（4）起搏标测：是在窦性心律下，用标测电极超速刺激心腔，刺激频率与心动过速相似或稍慢，比较刺激产生的心电图和心动过速心电图的 P 波和 QRS 波群。起搏心动过速的区域若能复制与心律失常相同的形态，此起搏点为心动过速出口。

起搏标测主要应用于局灶起源的室性期前收缩或室性心动过速消融靶点确定，较少应用于局灶性房性心动过速，一般不适用于折返机制的心动过速定位。判断消融靶点时，一般要求起搏心电图的 P 波和 QRS 波群体表 12 导联形态一致或相似（至少 11 个导联），各导联起始方向一致，特征性切迹符合，腔内电图激动顺序一致。

（5）拖带标测：拖带现象是指对折返性心动过速进行比心动过速频率稍高的频率的超速起搏，激动进入心动过速折返环的可激动间隙，不断重整折返周期，使之与起搏频率一致，一旦停止起搏或起搏频率小于心动过速频率，心动过速即恢复其固有频率。

拖带标测是通过超速起搏对心动过速进行拖带，观察体表和腔内心电图的变化，从而对心动过速进行鉴别并确定消融靶点。目前拖带标测技术广泛应用于折返性室性心动过速、心房扑动消融和某些室上性心动过速的鉴别诊断。进行拖带标测时，起搏部位越靠近心动过速折返环，引发拖带的概率越大。

随着技术的不断进步，出现了多种新型 3D 空间标测系统[36]，这些系统通过准确定位标测导管在心脏内的 3D 位置，将建成的局部电信号实时标注在重建的心腔 3D 模型上，来获得准确的心肌电生理信息和解剖定位。新型标测和导航技术有篮状导管标测系统、EnSite 非接触标测系统、CARTO 电解剖标测系统、EnSite NavX 导航系统、磁导航技术、机器人导航系统、心电图成像、腔内超声心动描记术等。

7.3.2　射频消融技术

射频消融术所采用的射频波频率为 300～750kHz，临床使用的频率一般为 500kHz。消融回路由射频仪、消融导管电极、心肌组织或者身体及背部贴片参考电极构成。图 7.3.1 为射频消融系统示意图，射频仪产生射频波，消融导管电极通过血管放置到需要消融的心肌组织靶点，传统的消融导管直径4mm，消融电极在导管顶端，参考电极为贴在背部的贴片电极。由于消融电极的面积比参考电极的面积小很多，所以消融电极处的射频电流密度远大于参考电极处的电流密度。

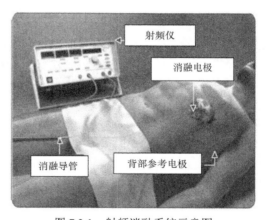

图 7.3.1　射频消融系统示意图

当射频电流能量经消融电极进入组织后，对组织造成的损伤可分为两部分：阻抗式加热和传导式加热。

（1）阻抗式加热是指具有一定阻抗值的心肌组织流过射频电流时，电能经过阻抗生热并被转换为热能，加热组织。当组织温度被加热超过 50℃并持续 10s 以上时，局部心肌组织变性失活，发生凝固性坏死，这种坏死通常是不可逆的。

（2）传导式加热是指产生的热能一部分传导到周围心肌组织和导管头端，另外的部分消失在血流中。

　　决定消融效果的根本因素是最终传递到组织内的有效功率，而消融电极与心肌组织的接触情况和稳定性及电极顶端表面积都是影响能量传递的关键。实验研究发现直径 4～5mm 的电极释放的射频能量产生的损伤灶是最容易控制也是最合理的，能够满足大多数阵发性室性心动过速导管消融的要求。

　　在射频消融过程中，消融电极附近的组织温度信息也是影响消融效果和消融安全性的重要因素，目前临床使用的消融导管绝大多数是温控的。由于导管所测的温度是导管顶端的温度而非电极-组织界面和组织中的温度，所以多数温控导管的目标温度或者理想温度是 60～70℃，在这个温度范围内心肌组织可以平稳地产生凝固性坏死。如果温度过高会因邻近组织或血液温度过度升高而产生汽化导致穿孔风险；如果温度过低，没有或有较少心肌坏死，则达不到消融效果。能够主动冷却降低电极-组织界面温度的冷盐水灌注导管电极能有效传导射频能量，破坏深层病灶，其冷盐水灌注可维持电极创面的低温，增大输出功率，进而加深损伤灶，增加了室性心动过速、心房扑动和心房颤动等特殊类型心动过速消融的治疗成功率，并减少并发症的发生。

（郭　萍）

参 考 文 献

[1] 耿仁义，朱中林，华伟. 实用心脏起搏技术 [M]. 北京：人民军医出版社，2004：9-13.

[2] 金捷，孙卫新，白朝军，等. 一种植入式心脏起搏器遥测装置及双向数据传输方法[P]. ZL200610042605.2，2009.

[3] 陈新，孙瑞龙，王方正. 临床心电生理学和心脏起搏[M]. 北京：人民卫生出版社，1997：685-1049.

[4] Aliot E，Nitzsché R，Ripart A. Arrhythmia detection by dual-chamber implantable cardioverter defibrillators，A review of current algorithms[J]. Europace，2004，6：273-286

[5] Swerdlow CD，Chen PS，Kass RM，et al. Discrimination of ventricular tachycardia from sinus tachycardia and atrialfibrillation in a tiered-therapy cardioverter-defibrillator[J]. Am Coll Cardio，1994，23：1342-1355.

[6] Brugada J，Mont L，Figueiredo M，et al. Enhanced detection criteria in implantable defibrillators[J]. Cardiovasc Electro-physiol，1998，9：261-268.

[7] Himmrich E，Horn T，Przibille OK，et al. Ventricular tachycardia with low onset incidence reasons and rele-vance[J]. Europace Suppl，2002，3：97 [Abstract].

[8] Kuehlkamp V，Mewis C，Suchalla R，et al. Rate dependence of ReR stability during atrial fibrillation and ventricular tachyarrhythmias[J]. Circulation，1998，98：1-173 [Abstract].

[9] Kettering K，Dörnberger V，Lang R，et al. Enhanced detection criteria in implantable cardioverter defibrillators: sensitivity and specificity of the stability algorithm at different heart rates[J]. Pacing

Clin Electrophysiol, 2001, 24: 1325-1333.

[10] Le Franc P, Kus T, Vinet A et al. Underdetection of ventricular tachycardia using a 40 ms stability criterion: effect of antiarrythmic therapy[J]. Pacing Clin Electrophysiol, 1997, 20: 2882-2892.

[11] Garcia-Alberola A, Yli-Mayry S, Block M, et al. RR interval variability in irregular monomorphic ventricular tachycardia and atrial fibrillation[J]. Circulation, 1996, 93: 295-300.

[12] Swerdlow CD, Ahern T, Chen PS, et al. Underdetection of ventricular tachycardia by algorithms to enhance specificity in a tiered-therapy cardioverter-defibrillator[J]. Am Coll Cardiol, 1994, 24: 416-424.

[13] Wieckhorst A, Buchwald AB, Unterberg C. Optimized programming of sustained rate duration in patients with implantable cardioverter defibrillators and diagnosed atrial fibrillation[J]. Kardiol, 1999, 88: 426-433.

[14] Morris MM, Palreddy S, Lovett EG, et al. Evaluation of atrial rhythm classification algorithm[J]. Europace Suppl, 2002, 3: 253 [Abstract].

[15] Langer A, Heilman MS, Mower MM, et al. Considerations in the development of the automatic implantable defibrillator[J]. Med Instrum, 1976, 10: 163-167

[16] Duru F, Bauersfeld U, Rahn-Schonbeck M, et al. Morphology discriminator feature for enhanced ventricular tachycardia discrimination in implantable cardioverter defibrillators[J]. Pacing Clin Electrophysiol, 2000, 23: 1365-1374.

[17] Gold MR, Shorofsky SR, Thompson JA, et al. Advanced rhythm discrimination for implantable cardioverter defibrillators using electrogram vector timing and correlation[J]. Cardiovasc Electrophysiol, 2002, 13: 1092-1097.

[18] Lin D, DiCarlo LA, Jenkins JM. Identification of ventricular tachycardia using intracavity electrograms: analysis of time and frequency domain patterns[J]. Pacing Clin Electrophysiol, 1988, 11: 1592-1606.

[19] John P, Di Marco. Implantable cardioverter defibrillators[J]. N Engl J Med, 2003, 349 (19): 1836-1847.

[20] Israel CW, Gronefeld G, Iscolo N, et al. Discrimination between ventricular and supraventricular tachycardia by dual chamber cardioverter defibrillators: importance of the atrial sensing function [J]. Pacing Clin Electrophysiol, 2001, 24: 183-190.

[21] Nitzsche R, Henry C, Deniaud C. Can we believe in atrial signals to classify arrhythmias[J]. Europace Suppl, 2000, 1: 65 [Abstract].

[22] Morris MM, Marcovecchio A, KenKnight BH, et al. Retrospective evaluation of detection enhancements in a dual-chamber implantable cardioverter defibrillator: implications for device programming[J]. Pacing Clin Electrophysiol, 1999, 22: 849 [Abstract].

[23] Stein KM, Hess M, Hannon C, et al. Simultaneous atrial and ventricular tachyarrhythmias in

defibrillator recipients: does AF beget VF[J]. Am Coll Cardiol, 1999, 22: 115[Abstract].

[24] Swerdlow CD, Gunderson BD, Gillberg JM, et al. Discrimi-nation of concurrent atrial and ventricular tachyarrhythmias from rapidly-conducted atrial arrhythmias by a dual-chamber ICD[J]. Pacing Clin Electrophysiol, 1999, 22: 775[Abstract].

[25] Wilkoff BL, Kuhlkamp V, Volosin K, et al. Critical analysis of dual-chamber implantable cardioverter-defibrillator ar-rhythmia detection : results and technical considerations[J]. Circulation, 2001, 103: 381-386.

[26] Nair M, Saoudi N, Kroiss D, et al. Automatic arrhythmiaidentification using analysis of the atrioventricular associ-ation. Application to a new generation of implantable defibrillators. Participating Centers of the Automatic Recognition of Arrhythmia Study Group[J]. Circulation, 1997, 95: 967-973.

[27] Jenkins J, Noh KH, Bump T, et al. A single atrial stimulus can distinguish sinus tachycardia from 1 : 1 paroxysmal tachy-cardia[J]. Pacing Clin Electrophysiol, 1986, 9: 1063-1068.

[28] Josep Brugada, Lluis Mont. Enhanced detection criteria in implantable defibrillators[J]. J Cardiovascul Electrophysiol, 1998, 9: 261-268.

[29] Sadoul N, Jung W, Jordaens L. Diagnostic performance of a dual-chamber cardioverter defbrillator programmed with nominal settings: a European propective study[J]. J cardiovascul electrophysiol, 2002, 13: 25-32.

[30] Revishvili A. Dual-chamber implantable cardioverter-defibrillator with active discrimination of supraventricular tachycardia[J]. Prog Biomed Res, 1999, 2: 166-171.

[31] Theuns D, Klootwijk AP, Kimman GP, et al. Initial clinical experience with a new arrhythmia detection algorithm in dual chamber implantable cardioverter defibrillators[J]. Europace, 2001, 3: 181-186.

[32] Sticherling C, Schaumann A, Klingenheben T, et al. First worldwide clinical experience with a new dual chamber implantable cardioverter defibrillator. Advantages and complications. The Ventak AV II DR investigators[J]. Europace, 1999, 1: 96-102.

[33] Luceri RM. Initial clinical experience with a dual chamber rate responsive implantable cardioverter defibrillator[J]. Pacing Clin Electrophysiol, 2000, 23: 1986-1988.

[34] Boriani G, Biffi M, Frabetti L, et al. Clinical evaluation of morphology discrimination: an algorithm for rhythm dis-crimination in cardioverter defibrillators[J]. Pacing Clin Electrophysiol, 2001, 24: 994-1001.

[35] 陆再英. 内科学[M]. 7 版. 北京: 人民卫生出版社, 2008: 227-228.

[36] 吴永全, 张树龙. 临床心律失常与电生理学[M]. 2 版. 北京: 北京大学医学出版社, 2014: 123-156.